U0221970

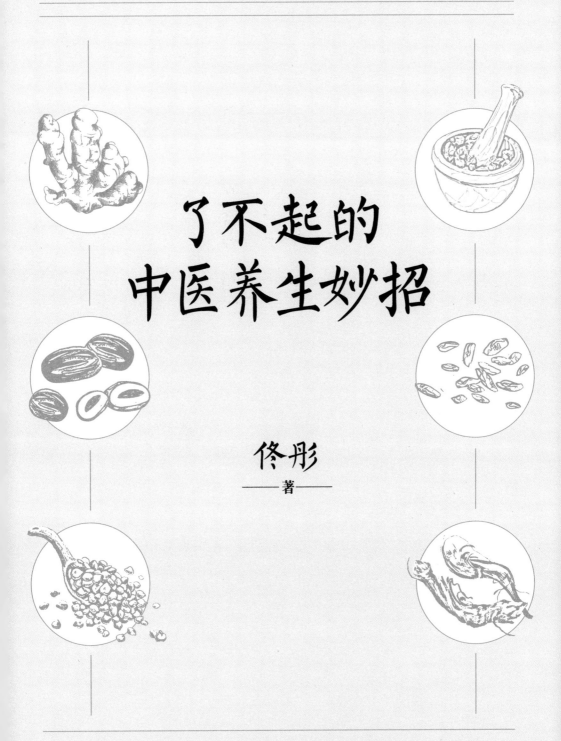

# 了不起的
# 中医养生妙招

佟彤

——著——

湖南科学技术出版社　博集天卷

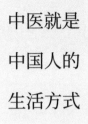

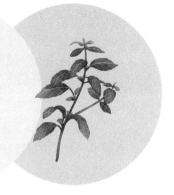

中医就是
中国人的
生活方式

几年以前，"喜马拉雅"平台邀我开一档中医节目，围绕人们每天遇到的健康小问题，从医学，特别是中医角度讲起。

出乎意料的是，这个受邀而为的《佟彤中医养生妙招》专辑很快听众爆满，随着与听众的互动，一直坚持到了现在，到我写这篇文章时，播放量已经超过 1.3 亿。

拥有如此可观的拥趸，不是缘于我写得有多好，而是人们对健康的需求实在是太大了。在这个过程中，我越发意识到一件事：中医就是中国人的生活方式。

人吃五谷，怎么可能不生病？而很多疾病的产生就是因为违背了正确的生活方式。对其最根本的治疗，就是扭转错误的生活方式。在这两方面，中医都有妙招。

"妙招"就是小办法，但不要小看这个"小"。因为病就是从小变大、积重难返的，从小处做起或者纠正，对疾病就有釜底抽薪的作用。

比如现在很多人年纪轻轻头发就变白，那就该想想：是不是常为没价值的事情煞费苦心？是不是总熬夜追那些什么时候看都无所谓的剧？

这些就是错误的生活方式，它们会伤及中医说的肝肾。中医讲"肝藏血，发为血之余""肾，其华在发"，肝血虚、肾阴虚时，第一个表现就是头发早白。

如果你能放宽心思，按时作息，白发就能减少，因为你遵循了中医强调的"起居有常"。如果是生活所迫而不得不为之，所幸还有补肝肾的办法和药物能帮你，可以用桑葚、阿胶、黑芝麻，代替葡萄干、辣条、薯片这样的零食。如果你能把它变成每天的生活习惯，也能白发返黑，因为你按中医的办法，修正了错误的生活方式。

每个人虽然不是都懂中医，却可能都在生活中践行着中医，比如着凉感冒了就喝一杯姜汤，上火了就去吃几个梨，秋天的时候用银耳炖汤。你觉得这些是民俗，其实它们就是接了地气的中医，就是厨房里的"传世名方"，而我们的身体就是在这种不知不觉的生活细节中被维护着甚至改善着，这实在是中国人独有的幸事。

领袖毛泽东说过一句话："中国医药学是一个伟大的宝库。"可惜的是，因为缺乏文化自信，以及中医与现代医学不同的思维方式，这个可以让后人世代受益的"宝库"多年来有了"冷库"之嫌。作为中医的直接受益者之一，我想做的就是，尽微薄之力，最大可能地从中"冰释"出点点滴滴。这本书就是对与生活相关的中医点滴知识的集纳。我相信，即便是这样的中医知识碎片，也足够帮大家维护健康，高质量生存，由此让每个与本书有缘的人，占尽"啃老"的便宜。

佟彤

# 目　录

## 第一章
## 养生不走弯路，中医抗衰更有效

第二章

# 针对小病小痛，中医有妙招

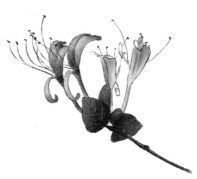

# 第三章
## 瘦身不是挨饿，而是与身体合作

第四章

# 当急症来临，中医对症有办法

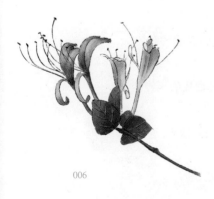

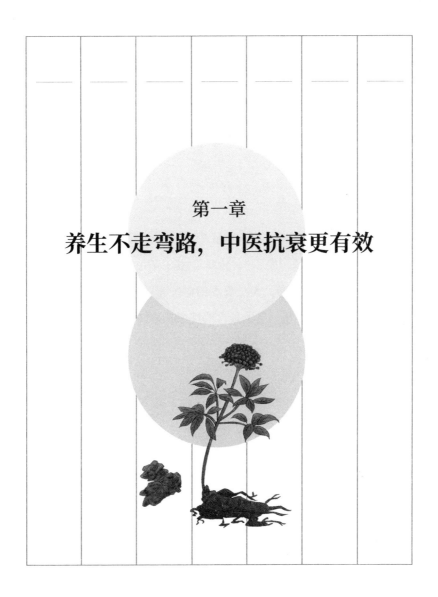

第一章

# 养生不走弯路，中医抗衰更有效

# 1 | 总是为外貌或年龄焦虑？状态年轻<br>远比没有皱纹更重要！

从发现第一根白头发、第一道法令纹，女人就开始对衰老担心了，担心早早有了"苦瓜脸"，成了"黄脸婆"，担心青春早逝。

这是完全可以理解的，人对青春的向往是热爱生活的表现。但是，过分担心没必要，也没用。衰老是自然规律，遵循自然规律才是健康的，才真的能看着顺眼。

## ✖ 准备好经得起衰老的真本事

对于衰老这件事，应该在战略上藐视或者说接受，在战术上重视或者说努力逆转。还有一点就是，准备好经得起衰老的真本事。

有句话是，"没有皱纹的祖母是可怕的"。人们虽然都抗拒衰老，但衰老一旦没能与年龄增长同步，就成了反常、异常。现在微整形很普遍，有的人脸上没有什么皱纹，但你不会把他误会为年轻人，因为眼神的沧桑是整形改变不了的。这种样貌就算再年轻，也是人造的，总让人觉得假。

其实，真正的年轻，不是面容和体态这些外表上的年轻，而是状态的年轻。有很多医学专家，一看就是五六十岁的人，但就是让人感觉很年轻。这个年轻体现在远远超过实际年龄的活力上。他们或许有皱纹，也有白发，但整体状态是年轻的、积极的。

## 做到三点，衰老就是个伪命题

为什么很多医学专家能一直保持年轻、有活力的状态呢？有三个主要原因。

第一是控制体重。他们不会因为增龄而发胖。几乎所有的医学专家都把控制体重作为他们常年的目标，不管以什么方式。他们可以几十年体重不变，发现自己长胖一点，就会调整饮食和生活方式。这种自律能力其实也是心态年轻的表现。

第二是动作敏捷。走起路来有精神，步伐不会拖泥带水、踢踢踏踏的，这是肌肉决定的。随着增龄，人的肌肉会减量，而医学专家们通过饮食和运动保持了肌肉的体量和质量，从而脚步轻盈的同时，身上不会有明显的赘肉。

第三是性情豁达。没有什么可较劲的人和事，因为他们看到了更加宽广的世界，别人纠结的事对于他们都不叫事！这样的性情决定了他们能自然而然地接受自己的衰老甚至疾病，在同样生病的情况下，这种心态的人更容易康复。

实际上，一个人如果能做到这三点，衰老对他来说就是个伪命题，不管年龄几何，他的心态和体态始终是年轻的，不会有那种"壮士迟暮"的疲惫感和衰老感。

## 🍀与其把时间用来为自己的衰老焦虑，不如多给健康加磅

其实，除了医生，我们会发现，很多科研人士、文学家、企业家，虽然平时很忙碌，但也少见老态。这是因为他们是专家，他们有知识，有文化。"腹有诗书气自华"这句话，除了告诉人们，读书能使人的气质变得高大上，还提示了一个能量守恒的规律：内里越有货的人，越可以忽略外表，内在的素养决定气质，气质对外表的装饰作用是任何整形或化妆都不能比拟的。

吃青春饭的人肯定对衰老有更大的危机感，因为他们知道，青春逝去是正常的，青春永驻是异常的。但如果他们碗里的饭，除了有青春，还有青春过后不枯萎的实力，青春就不显得那么重要，衰老也不显得那么可怕了。

既然如此，与其把时间用来为自己的衰老焦虑，不如往肚子里装货，给健康加磅。这个"货"可以是利他的、服务社会的，也可以是利己的、完善自身的。我们虽然很难做到兼济天下，但至少可以独善其身。

当然，在充实自我的同时，也要注意管理好自己每天的生活方式，不发胖、不懒惰、不较真，做到这些，你就可以自在地与岁月、年龄做朋友了，因为前者保证了你的气质，后者保证了你的体质。

# 2 | 不长痘、少皱纹，现在就吃 "糖尿病餐"

谁都想让自己的皮肤少长痘痘、晚长皱纹，让人看着年轻、不油腻。到底该怎么做呢？

有人会用昂贵的护肤品，经常去美容院，以此来延缓衰老；也有人觉得这些都没用，痘痘到期就会长，人老了就会有皱纹。

对这些皮肤的损坏，我们日常一点办法也没有吗？其实，这个可以有，而且很简单，只要你尽早开始吃"糖尿病餐"，皮肤的这些问题就会减少很多。

## 为什么会长痘痘，为什么长皱纹？

首先我们来了解下，为什么会长痘痘，为什么长皱纹？

很多人长痘痘，而且过了青春期还长。这是因为雄激素分泌失调了。无论男女，身体里都有雄激素，雄激素多了，油脂分泌就会多，皮肤就会变得油腻，细菌借此滋生，就会长痘痘。

雄激素的合成原料是胆固醇。如果你吃荤的太多，荤菜里的胆固醇就会给雄激素的合成提供过多的原料。所以，过去生活条件不好的时候，就算是青春期也很少有人长痘，因为他们没钱吃鱼、肉、蛋、奶这些动物性食物。现在的人之所以油腻，过了青春期还在长痘痘，简单来讲，就是油和肉吃得太多了。

至于皮肤长皱纹，是因为表皮下的胶原蛋白被破坏了。日照可以破坏胶原蛋白，所以我们出门要防晒；吃糖过多也会这样，因为糖会和胶原蛋白产生糖化反应，胶原蛋白由此断裂，人就会长皱纹。

这个糖，首先是我们吃的糖果中的糖，其次是精米白面。经过精细加工后，精米白面中基本上只剩下碳水化合物，碳水化合物吃进去马上分解为糖，和甜味的糖一样，也可以和胶原蛋白产生糖化反应。

## ✖ 为什么吃"糖尿病餐"可以解决长痘、长皱纹的问题呢？

"糖尿病餐"，有人觉得是糖尿病人专属，是得了糖尿病后没办法，只能忍着下咽的餐食，甚至觉得，没有糖尿病的人不能吃。为什么我说"糖尿病餐"可以解决长痘、长皱纹的问题呢？因为"糖尿病餐"就是低脂、低糖、低热量的食物。糖尿病人的饮食讲究和正常人一样，只是更精细些、更健康些，因为糖尿病人的胰岛功能不好了，诸如按时按顿吃，而且低热量饮食，才能给胰岛减负。

没有糖尿病的人，如果能执行糖尿病人的饮食标准，而且及早执行，那么不仅可以避免胰岛被累倒，避免糖尿病的发生，还会因为"糖尿病餐"含糖低、含脂低达到美容的效果。

最后重点给大家介绍一下什么是"糖尿病餐"，它有以下两个特点。

**少油：**食物制作方法尽量用蒸、煮、烤取代煎、炒、炸。

**少糖：**不要一次性大量地吃白糖、冰糖、红糖，每天糖的总摄入量最好控制在 40 克以下。同时，少吃精米白面，因为它们分解之后还是糖，还是可以和胶原蛋白发生糖化反应。主食中最好有 1/3 的杂粮、粗粮，别用水果代替蔬菜，因为水果的含糖量很高，而且大部分水果的维生素 C 含量没有蔬菜高。所以，《中国居民膳食指南》要求蔬菜多多益善，但水果每日摄入量为 250 克左右，不能放开吃。具体地说，"糖尿病餐"就是每天要保证摄入 250 ~ 400 克的主食、50 克肉、70 克鱼、一个鸡蛋、一袋牛奶、500 克蔬菜、250 克水果，这些都是生食物的分量，其中油只有 25 克。这些已经足以让你不挨饿了，只是在口味上与一般饮食有区别，那就是"糖尿病餐"很清淡，就是这个清淡帮你美容了。

在这里我给大家推荐一种少油少盐的食物，就是经典韩餐"石锅拌饭"。很多人从韩国回来，会说韩国人的皮肤比中国人好。除了他们的化妆技术高明，这还是因为韩餐油少。"石锅拌饭"这样的经典韩餐，里面主要是蔬菜和鸡蛋，最多有两片牛肉，是很少油的。

我认识的几个嫁到韩国的中国女孩，刚去的时候非常不适应当地饮食的素淡，经常饿得半夜起来加餐，但她们都承认，那种没油的饭菜确实让她们的皮肤变细腻了。

# 3 | 你有双下巴吗? 当心女性高发的 "毁容病"

很多人有双下巴, 或者下巴到颈部之间的皮肤明显垂了下来。有人觉得, 这是因为胖了、老了, 不是大问题; 也有人觉得, 自己才三十几岁, 怎么这么快就变老, 变丑了?

## ✿ 很多有双下巴的人, 已经得上了一种可以 "毁容" 的病

如果仔细观察, 我们会发现很多有双下巴的女性并不是很胖, 她们的 "双下巴" 很松很软。如果是年过三十的女性, 最好不要指望通过减肥或者局部提拉解决这个问题, 而该去医院查查。因为很多有双下巴的人, 已经得了一种可以 "毁容" 的病, 这就是女性高发的 "甲减", 全称是 "甲状腺功能减退症"。

统计显示, 40 岁以上的女性中, 1/10 有 "甲减", 还有一部分人处于 "甲减前期", 她们会在未来几年, 正式步入 "甲减" 行列, 会有程度不同的 "双下巴"。也就是说, 40 岁以上的女性, 每十个人中, 至少有一个人的容貌臃肿、面容不紧致, 这是因为 "甲减", 而不是简单的

衰老。

## ❦为什么会出现"甲减双下巴"？

之所以有"双下巴"，除了因为地心引力导致皮肤下垂，还因为局部组织含水量增加了，变重了。为什么好端端的含水量就多了？这就是甲减的结果。

简单来讲，甲减导致身体代谢率降低，水的蒸发代谢也变慢，没能及时蒸发掉的水停在了组织里，这在中医称为"湿"，在西医就是"黏液性水肿"，这种水肿是甲减特有的。

我们的身体里有一种物质叫黏多糖（糖胺聚糖的旧称），它是构成细胞间结缔组织的主要成分，皮肤下面的结缔组织中就有黏多糖。有一种遗传病，叫"黏多糖病"，是一种黏多糖蓄积造成的罕见病。因为黏多糖太多，这种人面容非常丑陋，而且往往在青少年时期就因为并发疾病而死亡。

甲减的黏液性水肿，问题也出在黏多糖上，只不过程度没有"黏多糖病"那么重。黏多糖有很强的吸湿性，能结合其自身体积1000倍的水分。发生甲减时，这些黏多糖异常积聚，也吸收了异常多的水，水和多糖结合在一起，就形成了黏液，好像炖烂了的银耳那样的质地，由此导致水肿，特别是下垂部位的水肿，比如下巴、下肢。

因为有黏多糖的支撑，所以这种水肿不像肾炎引起的水肿，肾炎引起的水肿可以按出明显的凹陷来，而"黏液性水肿"只是看着胖胖，但按不出坑来，这体现在下巴上，就形成了"双下巴"。

同样，黏液性水肿还可以出现在眼皮上，眼皮像肿了一样变厚。但肾炎水肿导致的肿眼皮，可以通过消肿而消失，这种因黏液性水肿而变厚的眼皮却很难消掉，因为这里的水被多糖结合住了。

## 🌺 如何预防"甲减双下巴"？

要去掉这样的水，只能去掉病因，增强甲状腺的功能。一般情况下，西医会通过补充甲状腺素治疗甲减。中医就要用健脾祛湿的办法提高身体代谢率。包括已经有"双下巴"但还没确诊甲减的人，要用温性的健脾药来温化湿气。就像我们想把湿衣服变干，要么日晒要么烘干，总之必须加热。从这个角度来说，需要用温性的健脾利湿药，比如参苓白术丸、复方阿胶浆、补中益气丸。

这三种不同的药，针对的水肿病情也是不同的。肿得非常厉害、双下巴很严重、有甲减面容的人，适合长期吃参苓白术丸，每天至少吃一次，只要大便不干，就要坚持吃。这样及时地补充，如果处在甲减预备役的状态，就有可能遏制住，不会变成真的甲减。如果已有双下巴，同时已经出现严重的甲减状态，比如特别怕冷，那复方阿胶浆特别适合你。甲减病人会怕冷，而且有双下巴的同时，怕冷明显。

补中益气丸适合什么情况呢？适合有双下巴，同时感觉特别累的情况。甲状腺功能减退的一个重要指征，就是累。如果有双下巴，伴随累，那么就适合用补中益气丸。

这三种中成药都是温性的，健脾的，可以提高身体代谢率，不仅可以蒸掉结缔组织中的水，还可以扭转甲减的低代谢率问题，算得上可以吃的"皮肤紧致剂"，可以从根本上去掉双下巴、厚眼皮这种"毁容"问题。

养生小妙招

中医用温性的健脾利湿药来应对甲减，比如参苓白术丸、复方阿胶浆、补中益气丸。这三种不同的药，针对的水肿病情也是不同的。肿得非常厉害、双下巴很严重、有甲减面容的人，适合长期吃参苓白术丸，每天至少吃一次，只要大便不干，就要坚持吃。如果已有双下巴，同时已经出现严重的甲减状态，比如特别怕冷，那复方阿胶浆特别适合你。补中益气丸则适合有双下巴，同时感觉特别累的情况。

# 4 不吃糖就能抗衰老吗？它比糖对皮肤的伤害更大！

"抗糖化"是近些年比较时髦的一个概念，很多人为了通过抗糖化来抗衰老，除了日常饮食不加糖，还会额外吃一种抗糖丸。据有些明星说，她们的好皮肤就是这样"抗"出来的。不摄入糖真的能帮助我们拥有年轻健康的皮肤吗？

我们先要了解一个问题：到底什么是"糖化"？

## 到底什么是"糖化"？

所谓糖化，就是随着摄糖量的不断累积，以及新陈代谢的逐渐放缓，体内摄入的糖分开始和蛋白质结合，使胶原蛋白糖化，由此引起胶原蛋白的硬化、断裂，皮肤随之失去弹性，产生皱纹，变得暗沉无光。

看到这里，大家肯定会争先恐后地抗糖，但接下来的问题是，你抗得了吗？

能使胶原蛋白硬化、断裂的糖，可不只是我们吃的糖块，比如白糖、红糖、冰糖。食物中的碳水化合物，最后也是会分解成糖被身体吸收的。而我们的日常饮食中，完全不含碳水化合物的食物很少，粮食、水果、干果、蔬菜这些食物里基本都含碳水化合物，如果想彻底抗糖化，这些就都不能吃。

首先，你做不到都不吃；其次，假如你真的全都不吃，那对身体的伤害很大。因为在碳水化合物、蛋白质、脂肪这三大营养物质中，碳水化合物是最能直接而且迅速地给身体供能的。一旦供能不足，人就会体力不支甚至晕倒，这就是我们说的低血糖。低血糖可比高血糖危险多了，是可以致命的。

在进化过程中，人类的身体进化出了对甜味的喜好，为的就是通过本能，最快地寻找到能产生能量的糖类物质，其中就包括碳水化合物。从这个角度来说，抗糖化其实是"抗命"，是在和身体的本能需求作对，这显然是错误的，而且基本也是不可能做到的。

## ❉ 如何正确"抗糖"？

那么，是不是非得借助抗糖丸才能抵制糖化呢？如果你想抗糖化，比起吃了抗糖丸之后放肆地大吃大喝，不如从饮食上就多加注意。

首先，要少吃添加的糖，无论是咖啡还是饮料。其次，要少吃甜食，不只是蛋糕、饼干类的甜品，还包括很甜的水果，比如榴梿、杧果等热带水果，它们的含糖量也很高，很多人吃后会上火长痘痘，这其实就是糖化已经发生了。

这样做还不够。因为三餐里的主食，也就是粮食，本身就含糖，但粮食入脾经，不吃粮食就失去了健脾的机会，也违反正常的生理需求。正确的办法是，少吃精米白面，在主食中添加1/3到1/2的杂粮或粗粮。

因为杂粮、粗粮的纤维素多，纤维素能减少身体对糖的吸收，从而减少糖化的发生。

其实，自然界中那些本身吃起来就是甜味的食物，原本都是富含纤维素的，比如甘蔗、苹果等，也包括粮食。但随着食品加工技术的发展，我们去掉了食物中能减缓糖化发生的纤维素，食物越来越精致、好吃。吃这样精加工的食物，糖化自然成了身体的问题和负担。

在生活中，大家可以在主食中加杂粮，或者吃全谷食物，水果也不要榨汁，直接吃。这些还原食物本来面貌的饮食方式，是可以帮助我们抗糖化的。

## 吃抗糖丸可以有效抗糖吗？

市场上抗糖丸的种类很多，也不是完全没有道理。只是你在选择时需要知道，哪些成分真的可以帮你抗糖。因为很多抗糖丸只是空有概念，并不含能抗糖的成分。

实验证明，维生素有帮助抑制糖化的作用。我们摄入的蛋白质，要在身体里合成胶原蛋白，也一定要有维生素 C 的参与。

你可以到药店，买药物的维生素片，这些比较便宜，而那种比较贵的、颗粒很大的，多是按照保健品规格生产的。

这样一来，听起来很高大上的抗糖化，我们自己在生活里就能搞定：少吃糖，少吃煎烤、油炸食品，多吃一些没经过精加工的食物。如果仅吃水果、蔬菜不能保证维生素的摄入量，那就可以通过药物或保健品适当补充维生素。同时，还有一点一定要注意，那就是防晒。

导致胶原蛋白损伤、皮肤衰老的祸首，并不是糖化，而是日晒导致的光老化。在所有造成皮肤损伤、衰老的原因中，光老化占 80%。所以，如果你真的想保护皮肤，防晒的价值要比吃抗糖丸大得多。无论春夏秋冬，只要不是在地下室，就都要防晒，只是需要调整防晒霜的防晒指数而已。

# 5 | "黄脸婆"到底缺什么? 不只是脸上的肌肉塌陷, 还有身上的肌肉无力

"黄脸婆"这个词对一个女人来说是致命的, 是人老色衰的意思, 她们除了脸色黄, 还有脸上的肌肉塌陷, 身上的肌肉无力。

有人觉得, 脸色发黄是衰老之后难免的结果, 每个人都会有; 也有人觉得, 这种情况靠化妆、保养可以改变, 毕竟有那么多四五十岁看起来仍旧年轻的典范呢!

## ✖ "黄脸婆"到底是怎么产生的?

"黄脸婆"之所以黄, 是因为缺血。只不过这个"血"不是流在血管中的血, 而是中医说的血, 缺身体的用血能力。中医的"血"比西医的血的含义要广泛得多, 简单来讲, "中医的血 = 西医的血 + 用血的能力"。对"黄脸婆"来说, 她们不是贫血, 而是缺身体的用血能力, 中医也把这种情况叫作"血虚"。所以一个人即便不贫血, 也照样可能是"黄脸婆"。

既然血虚中包含用血的能力不足, "黄脸婆"除了气色不好, 自然还有其他功能不足的问题, 比如容易疲劳, 特别是下午容易没精神, 如果赶上开会、室内空气不好, 更要头痛、疲惫, 甚至会发低烧, 这些都是

因为身体的摄氧能力不足。

同样不足的还有免疫力，同样的环境下她们更容易感冒；同样的感冒或者同样的急性炎症，别人很快就痊愈了，她们却要拖上几天，甚至由急性炎症转为慢性炎症。这种情况在西医里就是免疫功能下降，在中医里则必须补益气血，才能达到"扫黄"（扫除暗黄气色）和少生病的目的。其中，补气的重要性甚至在补血之上。

## 吃什么能帮你"扫黄"？

综上所述，"黄脸婆"带给人的不仅是容貌上的损害，更对人的身体有不利的影响。那么怎样去除黄气、治疗血虚呢？

在这里我给大家推荐一个著名的去黄气的方剂，叫"当归补血汤"，使用黄芪 30 克、当归 6 克煎服。这是金代著名中医李东垣的方子，最初是开给那些产后、月经之后，由血虚导致疲劳和低热的人。这个方子对中医的"血"做了很好的解释，虽然叫补血汤，但能补血的当归和能补气的黄芪的用量却是 1：5，补气药的用量远远超过补血药。

因为血要有气的统领才能发挥作用，否则血就算不虚，也只是不能发挥作用的"死血"。很多人没力气，脸色萎黄，肌肉没弹性，就是因为身体没有力气把血推过去。

因此，你如果年过三十就有了成为"黄脸婆"的趋势，那就可以经常吃这个方剂。只是当归的味道比较怪，不像黄芪那么容易接受，如果作为日常服用，可以换成黄芪和大枣。而且最好是生黄芪，每天 10 ~ 15克，生黄芪的补气力量更足，而且可以推至皮肤和肌肉中。

　　大枣每天三到五颗，掰开用开水冲泡，闷上 20 分钟，代茶饮。虽然大枣没有当归补血的力量那么大，但有黄芪对血的调遣之力，原本静止的血得以激活，大枣的轻微补血作用也得以放大。

佟彤

养生小妙招

　　有一个著名的去黄气的方剂，叫"当归补血汤"，使用黄芪 30 克、当归 6 克煎服。你如果年过三十就有了成为"黄脸婆"的趋势，那就可以经常吃这个方剂。只是当归的味道比较怪，不像黄芪那么容易接受，如果作为日常服用，可以换成黄芪和大枣。而且最好是生黄芪，每天 10 ～ 15 克，生黄芪的补气力量更足，而且可以推至皮肤和肌肉中。大枣每天三到五颗，掰开用开水冲泡，闷上 20 分钟，代茶饮。

# 6 | 女性气色差，长斑出皱怎么办？
# "酸甘化阴"才能驻红颜

女人喝的茶，该有什么讲究呢？有人觉得最好是酸酸甜甜的，因为这样好喝。也有人认为，喝茶是为了健康，光好喝不行。

事实上，在喝茶这个问题上，好喝和健康是可以兼顾的。女人茶是酸酸甜甜的最好，因为酸味和甘味的食物或者药物配合在一起，从中医讲，可以化生阴液，这就是中医说的"酸甘化阴"。

## ✖ 中医说的"酸"和"甘"是什么？

于是有人问了：是不是只要是酸味的和甜味的，放在一起，就都能化阴润燥保湿？绝对不是，如果是这样，糖醋鱼、话梅之类的食物就能代替药物了。

中医说的酸味和甘味，不是吃起来的酸甜味道。中医的味，是对药性的一种提炼性描述。酸味的药物包括白芍、酸枣仁、山楂，甘味的药物包括黄芪、麦冬、桑葚、枸杞，这样的药物配合在一起，才有化阴生津的效果。

## ❧为什么女人更要讲究"化阴"呢？

那么，为什么女人更要讲究"化阴"呢？

首先，因为女性要经历月经、怀孕、分娩，这个过程中损耗最大的就是阴血。养血和补阴往往要同时进行，如果仅仅是血不虚而阴虚，仍旧会是一张干枯少泽的脸。

其次是因为"女人是水做的"。女性雌激素具备对皮肤的保水作用，但随着增龄，雌激素降低，女人身体里的水也开始减少。所以，上了年纪的人，皮肤会没弹性，这是因为真皮层缺水；起皱纹，则是因为表皮层缺水。

除了皮肤缺水，还有一些不适也是身体缺水造成的：一个是眼睛干涩，一个是关节酸软、足跟痛。

眼睛干涩是因为阴虚缺水，特别是用眼过度之后，这是因为任何部位使用过度都会伤阴。

至于关节酸软、足跟痛，大家可能想不到与缺水、阴虚的关系。之所以酸疼，甚至总觉得鞋底薄，走路时脚跟疼，是因为关节和足跟的软组织中水分减少了，特别是跟骨下的软组织垫，因为缺水而变薄，失去弹性，原本具有的减震缓冲作用消失了，所以才会一踩地就疼。

## ❧酸甜的药茶可补阴

无论是皮肤干燥、眼睛干涩，还是关节酸软、足跟痛，如果看中医，一定离不开补阴，一般会用"六味地黄丸"来补阴。但对亚健康人群来说，为此吃药有点用力过猛，这时就可以用酸甜的药茶代替。

曾多次有女性问我：眼睛干涩，严重的时候甚至要用手帮助眨眼，怎么办？我建议她们每天用枸杞泡茶，如果有可能，再加点山楂、酸枣仁，一来酸甜好喝，二来助眠，睡眠充足眼睛才不会疲劳。更重要的一点是：这些配在一起能"酸甘化阴"。

有一点需要注意，这些药物不仅要是酸味、甘味的，还要入肾经。因为中医的肾就像大树的树根，给大树浇水施肥，一定要浇在树根，施在树根，中医补肾就是补养身体的根基，肾是生命之根。所以，只有入肾经的补阴药，才能从根本上改变身体的缺水少津。枸杞和桑葚就有这样的效果，它们既是甘味的，又是入肾经的补阴药。

## 玫瑰能纾解肝郁，让女人拥有好气色

除了这些药物，还有一样东西是女人茶的必备品，它就是玫瑰。用玫瑰可不是因为它好看好闻，而是因为它能纾解肝郁。

很多女人气色不好，甚至长斑，不光是因为血虚阴虚，还因为她们的阴血被"堵"住了，供不到面部，而堵住阴血的就是气郁，因为女人比男人更容易生气郁闷。

用玫瑰花做药茶，就是想通过喝茶这个频繁的摄取方式，尽早地把微小的瘀滞化解，避免积重难返。而现在的研究显示，疏肝解郁的中药能抑制"酪氨酸酶"的活性，酪氨酸酶是黑色素的合成原料，这个酶少了，黑色素就无法合成。这就是疏肝解郁药物能祛斑甚至美白的原理所在。

一般情况下，前面说的那些化阴的药物，每人每天可以用 10 克，用它们代茶饮也可以，煲汤也可以。也可以直接购买"玫瑰枸杞悦色茶"，就是以化阴补水疏郁气的药物制作成的茶包，即泡即饮，非常方便。

# 7 发际线告急，生发止脱 你要这样吃！

据世界卫生组织统计，平均六个中国人中就有一个人有脱发症状，而且脱发已经出现低龄化趋势。现在脱发的人太多了，很多明星的发际线也成了大众关注的焦点。

脱发会使颜值打折。对此，有些人不以为意，觉得反正不碍吃喝，大不了掉光了去植发；也有人苦恼至极，但又不知道该怎么阻止头发大把脱落。

## ❋什么情况算得上"脱发"？

想治疗脱发，先要搞清楚一个问题——你是不是真的脱发？因为脱发和掉发不是一回事。掉发是一种生理现象，正常人每天会掉落50 ~ 100根头发，之后有对应数量的新生头发补充，头发总量基本保持不变。只不过人们往往只看到掉下来的头发，而注意不到长出来的新头发。

只有当一段时间内掉落的头发超过长出的，才属于脱发，医学上称之为"休止期脱发"。这种情况的脱发也会在一段时间后停止，头发还能长回原来的水平。女性的脱发大多属于这种。


## 什么时候会出现"休止期脱发"呢？

体重下降过快时，比如过度减肥的人，或者大病初愈的人会出现"休止期脱发"。这种情况与营养失衡有关。

孕产妇会出现"休止期脱发"，这是体内激素水平变化巨大使然。产妇一般是在产后两个月时大量掉发，产后四个月时最严重，产后一年之内，头发会恢复到产前的水平。

还有突然而至的精神压力也会导致"休止期脱发"。所谓"一夜白头"，不全是文学夸张，在医理上确实成立。

你的脱发如果属于以上这几种情况，那么是可以自愈的，也可以借助药物来尽快改善，这就要用到中医的补血药。


中医讲，"发为血之余"，意思是，身体的气血只有充盛到有富余的时候，才能营养到头发。和心肝肾这些重要器官相比，头发是不影响生命的，血虚的时候身体会"舍车保帅"，先减少、放弃头发的营养。因此，一个人身体不好，疾病发生时，多会有头发脱落或者枯萎的表现。

换句话说，要想头发丰盛有光泽，就不能血虚，充足的气血才有余力顾及头发。就是因为这个，能生发的中医药都是补血药，比如何首乌、熟地黄、桑葚、阿胶。

## ✿如何补血养发？

头发的护养毕竟不同于治病，是需要长期进行的，这就要求养血生发所使用的药物，毒副作用一定要最少。能满足这种条件的药物，多属于中药里的"上品"。

中医讲，"上品养命"。和那些杀菌消炎药物所具有的毒副作用相比，"上品"是最安全的，是可以滋养生命的。因为安全，所以可以当食物吃，这就是我们常说的"药食同源"。能进入这个"药食同源"名录（指《按照传统既是食品又是中药材的物质目录》）的药物，才适合长期食用来维持和改善发质。上面提到的四种补血药中，只有桑葚和阿胶入了这个名录。

何首乌虽然能补血，但本身有毒性，特别是生的。以前就有为了生发乌发，用何首乌炖汤喝导致肝衰竭的新闻报道。熟地黄也一样。因此，只有在脱发的同时还有其他明显的血虚表现，才值得动用这些药物。如果想在生活中通过食物甚至零食来生发乌发，改善发质，而且可以当甜食，那就选阿胶桑葚膏。

做法很简单，最好是用正宗的东阿阿胶，买的时候让药店打成粉，同时准备桑葚，如果想好吃，可以配上黑芝麻，这三者的比例是 1∶1∶1。桑葚也是补血乌发的，而且有甜味，加了桑葚，就可以少加冰糖。

把阿胶粉、桑葚、黑芝麻同时放在不粘锅里，加入 0.5 比例的黄酒，开小火慢慢地把阿胶粉溶化后，再熬制 10 分钟左右就可以了。成品糕放凉后，用刀切成小块放在冰箱里，每天吃 20 克就可以，20 克一般含有 6 克左右的阿胶。

因为是零食，肯定比吃药更容易坚持，而补血生发，本身就是要细水长流的。因此，你不要指望吃三天，头发就长出来。但通常只要吃一个月，头发的数量和质量就能有明显的提升。因为一个月的时间足以改善血虚状况，让你度过这个脱发的时期。

佟彤·养生小妙招

想在生活中通过食补来生发乌发，改善发质，就选阿胶桑葚膏。做法很简单，最好是用正宗的东阿阿胶，买的时候让药店打成粉，同时准备桑葚，如果想好吃，可以配上黑芝麻，这三者的比例是 1∶1∶1。把阿胶粉、桑葚、黑芝麻同时放在不粘锅里，加入 0.5 比例的黄酒，开小火慢慢地把阿胶粉溶化后，再熬制 10 分钟左右就可以了。成品糕放凉后，用刀切成小块放在冰箱里，每天吃 20 克就可以，20 克一般含有 6 克左右的阿胶。

# 8 头发比别人白得早？这两物搭配着吃，益肝肾，调早衰！

中医治病、养生讲究天人相应。中医认为人的生命依据自然界的阴阳消长而变化，其中，节气或者说四时的更替对人体影响最大，具体来说是夏至和冬至这两个节气。

民间有句古话说，冬至和夏至都是"收人"的时候。为什么这么说呢？这是因为夏至、冬至这两个时间点都处于阴阳极度交替的时候，很多人，尤其是中老年人在此时常会出现不舒服的感觉。

## 以节气命名的"二至丸"

既然夏至和冬至如此重要，我就给大家重点讲一讲以这两个节气命名的中药方剂——二至丸。

二至丸见于明代《摄生众妙方》，现在在药店也可以买到。它的配伍非常简单，只有两味药，一味是旱莲草，一味是女贞子。可能有人会问，这两味药有什么特别之处吗？为什么由它俩组成的方剂要叫作二至丸呢？

旱莲草和女贞子，都入肝、肾二经，可养阴而益肝肾，虽不及枸杞、生地这般为大众所熟知，但是因两者的最佳收采时间而受古代医者的青睐。

稍懂中医的人都知道，中草药有时会讲究药物的采摘时间，比如"三月茵陈四月蒿，五月六月当柴烧"，意思是说，每年的三月采摘茵陈比较好，过了这个时间，药效就会大打折扣。旱莲草和女贞子也是如此。

## ✿ 旱莲草和女贞子都有乌发益肾的功效

接下来，就和大家具体说说这两味药材吧。

二至丸中用到的旱莲草，得名于外形和生长环境。李时珍在《本草纲目》中有云："细实颇如莲房状，故得莲名。"而名中"旱"字，则是与生在水中的莲藕相对而言。又因其茎叶揉碎后会流出墨绿色的汁液，所以旱莲草又叫"墨旱莲"。

旱莲草的药用价值在很多医学典籍里都有记载，比如，《本草纲目》称旱莲草"乌髭发，益肾阴"，《唐本草》则记载为："汁涂眉发，生速而繁。"

中医认为，夏至是一年中阳气最盛的一天，在这一天采摘的旱莲草，不仅茎叶健壮、汁多浓稠，而且承天地至阳之气，药效更佳。

至于二至丸中的另一味药——女贞子，《本草纲目》对其描述道："此木凌冬青翠，有贞守之操，故以贞女状之。"意思是，女贞树即便在冬至这个一年中最冷的时节，也枝叶繁茂、硕果满枝，所以将其果实称为女贞子。

关于它的药用价值，《本草经疏》论述为："此药气味俱阴，正入肾除热补精之要品。肾得补则五脏自安，精神自足，百疾去而身肥健矣。"可见，女贞子禀天地至阴之气，而冬至又是一年中阴气最盛的一天，所以冬至这天收采的女贞子，更加味全气厚。


## 🐝 吃二至丸可以调理头发早白吗？

其实，关于二至丸，还有一个有趣的小故事可以与大家分享。

相传，明末安徽地区有位叫汪汝桂的名医，因先天体质单薄，再加上后天多年苦读，未到40岁，须发便已早白，未老先衰。有一次他出去采药，偶遇一位百岁老僧，见老僧耳聪目明、须发乌黑，便请教养生之道。老僧指着院中高大的女贞树说，取女贞子蜜酒拌蒸食即可。

汪汝桂从医理上觉得很有道理，于是为了增加疗效，又取滋补肝肾的旱莲草，将其捣汁熬膏，掺和女贞子末制成药丸。服用数月，感觉效果还不错，便持续服用。数年后，汪汝桂探望同乡好友汪昂，汪昂诧异于他全无昔日的病容，问其原因，汪汝桂如实相告。

汪昂听后，以丰厚的报酬延聘汪汝桂，历时四年，汪汝桂著书四部，将女贞子、旱莲草治疗肝肾不足一方收进《医方集解》中，称之为"二至丸"。

听到这里可能有人会问，我们可以吃二至丸来调理头发早白吗？

现代人预防和治疗头发早白也可以用二至丸，特别是长期用脑过度的人群。我们常说的血热导致白发，其实就是劳思过度而伤及阴血，一旦阴血不足就会内生虚热。而二至丸正好可以通过滋阴清热，从根本上去除血热这个头发早白的诱因。

　　只不过，现在的人吃二至丸，多不如古人的效果好，但这不是二至丸本身有问题，而是现代人的生活早已今非昔比。把一天当成几天来用是很多人的常态，身体的亏空以及虚火，远远超过古人，所以即便用二至丸来补益身体，也多是入不敷出。

　　为此，不要指望二至丸能在短时间内使你白发返黑，除非你在吃药的同时，心情彻底放松，比如去休一个长假，使身体不再有新的亏空，只不过这显然不够现实。从这个角度来说，二至丸的效果在于延缓、减少白发的生成。

# 9 贫血就是血虚？错！两个症状帮你判断血虚体质

关于一个女人是不是血虚，是不是需要补血了，有人说，需要看看是不是贫血，也有人说："我不贫血，但看中医总被说血虚。"

## ✿ 血虚非得贫血吗？

什么样子是血虚呢？首先，血虚是中医的概念，贫血是西医的，中医的血指的是西医的血加上身体的用血能力。所以，就算不贫血，但身体用血能力不足，照样可以血虚。中医的血虚，比西医的贫血含义要广。

## ✿ 有了什么样的症状，就说明你已经血虚了呢？

一个是手指甲上的"月牙儿"少了，还有一个是头发枯黄了。

通过手指甲上的"月牙儿"，可以很好地观察身体状态。不光是女性，男女一样，因为它是营养代谢好坏的标志。身体好的人，或者人身体状态好的时候，这个"月牙儿"就大、就多，反之就小、就少。大病之中，或者身体虚弱的人，不仅"月牙儿"小，甚至可能根本没有，指甲也会干瘪无光。

指甲上的"月牙儿"，就是不断长出指甲的"床"，这里供应指甲生长所需的营养。人体血供正常，指甲末梢营养充足，指甲生长速度就快，因为新生的指甲还没老化，所以颜色较淡，就形成了颜色偏淡的"月牙儿"，也就是说，指甲生长快时，"月牙儿"就大，指甲生长慢时则小，甚至不太明显。

你如果仔细观察，就会发现，"月牙儿"大而且数量多的人，肯定精力旺盛，他们也比同龄人显得年轻、有活力。因为指甲和皮肤、头发也是需要营养供应的，相对于心脑肾等重要器官来说，是次要的，当人生病或者营养供应不足时，身体会"舍车保帅"地先将指甲、皮肤、头发的营养断掉，指甲的生长速度就会变慢。

我曾有个同学因为结核病休学一年，第二年来上学的时候，她告诉我，她一年都没有剪过指甲，因为指甲没有长。后来我学了医才知道，结核病是一种消耗性疾病，身体消耗太大，连最重要的器官的营养都满足不了，指甲就更顾不上了。其实，不一定是结核这种消耗性疾病，只要你某一段时间过忙过累，气血不足，"月牙儿"就会减少，这就是提示你：要及时补血，要改变正在消耗身体的不良生活方式了。

还有头发发黄，或者虽然不发黄但是很干枯，这和指甲上"月牙儿"小的原因是一样的。因为中医说，指甲和头发都是"血之余"，气血供给不良时，头发和指甲一样，都是次要的，自然要被忽略。所以，一旦头发干枯，不要在洗发水、护发素上打主意，而要补血。因为这意味着你已经血虚了。

## 🌿 血虚了该怎么办？

补血的药物有很多，大家熟悉的有阿胶和大枣，阿胶类似直接供给，大枣则是间接供给，是通过健脾促进自身气血的生成。最好养成每天吃阿胶和大枣的习惯，这样细水长流，才能改善血虚状态乃至血虚体质。

补充一下，阿胶每天吃 3 ~ 9 克，依你的经济条件，同时也可以吃用阿胶做的很多产品，比如阿胶糕。红枣每天吃 3 ~ 5 个，最好是干枣，而不是鲜枣，可以直接吃，也可以煲汤，泡茶。但是有一个要求，就是持之以恒，让它成为你每天的生活习惯。这样养血、补血才能有明显的效果。

# 10 | 体寒怕冷怎么办？这四个强身穴一定要保温

很多人有体寒怕冷的毛病，冬天越发严重。这个时候，需要给身体保温，特别是一些特殊的穴位，更要做好保温工作。

如果这些特殊的穴位受寒，后果比普通部位受寒更严重，反过来，如果这些穴位能保温或者适度热敷，带来的效果也是意想不到的。

## ✿ 这四个强身穴在哪儿？

在我们身体上，有四个有强身作用的大穴，分别是关元穴、气海穴、神阙穴和命门穴，都在我们的腹部和腰部，这也是中国传统习俗中认为腰腹部最不能受凉的原因。这些穴位的保温以及针对性的温敷，可以充分发挥其强身作用。

**关元**：在脐下三寸的地方。因位于人身阴阳元气交关之处，又能大补元阳而得名。古人认为这个地方是人体的"玄关"，是人体强健的秘密所在，所以在命名时，就将"元关"两个字颠倒了一下，名之"关元"。

**气海**：中医经典《铜人腧穴针灸图经》中记载："气海者，是男子生气之海也。"这个穴位有培补元气、益肾固精的作用。古往今来，强身保养的人们常用隔姜灸、附子灸的办法对气海穴施灸。

神阙：就是肚脐，位于腹中部，是下焦的枢纽，又邻近胃与大小肠，所以除了有回阳救逆的急救效果，还能健脾胃、理肠止泻。按照西医理论，肚脐的皮肤很薄，周围静脉丰富，有渗透性的药物在此可以很好地透皮吸收。

命门：在后背上肚脐正对的位置，是督脉与大肠经交会之处，更是强壮的要穴。

## ✿ 强身穴的保温、热敷可以温补脾胃、强身健体

现在感染性疾病逐渐减少，更多的是不良的生活方式导致的慢性病，对功能和能量的损伤更多，比如有些女孩子喜欢穿露肚脐的衣服，其实就会使这几个穴位受凉。而很多人到了冬天，全身或者局部怕冷、发冷，多是因为阳虚，阳虚就是功能不足累及身体的产能不足。

生命的维护是以能量产出正常为前提的，活人是暖的，死人是凉的，病弱之人、衰老之人则是特别怕冷或者局部发凉的，这是能量代谢由强渐弱的表现。

因此，中医养生治病，就是要调遣功能以产生足够的能量，来维持生命之火，这就是中医的补气温阳。

这四个"强身穴"虽然位于腰腹部，但治疗范围不限于消化系统、生殖系统，能直接参与身体能量代谢这个最根本的生命活动，从小处来说可以温补脾胃，从大处来说可以强身。

其中，关元、气海、神阙三个穴位，除了要保温避免受寒，还可以

用艾灸来灸，每天灸 10 分钟，可以放一片生姜，这就叫隔姜灸，温热的效果更好。冬三月这样坚持下来，下肢怕冷、宫寒痛经以及受凉就腹泻的问题就可以缓解。

其中值得特别说的是命门穴，这个穴位非常敏感。之前曾有人咨询我，他下肢冷的情况非常严重，甚至一辈子都没暖和过来，怎么办。我就让他灸命门，他当天下午就告诉我，这是他第一次知道热血沸腾是什么意思，而且第一次腿不冷了。

然而，命门这个穴位不能长时间灸，特别是第一次，可以从三五分钟开始，灸到浑身发热很舒服就停下来。灸的时间长了反而会上火，心烦失眠，类似于吃附子吃多了的效果。如果第二天没有上火，时间就可以再延长。这个穴位对那些怕冷严重、肾虚严重者是很关键的。

# 11 | 乳腺增生严重了，会发展为乳腺癌吗？

有乳腺增生的人很多，有的人甚至会明显地感觉到胸部疼痛。她们因此担心，自己的乳腺增生发展下去会成为乳腺癌。有人觉得这个说法很有道理，也有人觉得不会，因为自己平时一点异常症状都没有，医生也说没事。

## ❦ 乳腺增生会发展成乳腺癌吗？

答案是不会。乳腺增生是不可能发展为乳腺癌的，再严重的增生也不会。然而，这并不说明有乳腺增生的人不会罹患乳腺癌。因为这两种病有一个共同的生长基础，就是生气和郁闷的情绪。

乳腺增生，具体来说是"乳腺小叶增生"，几乎每个女性都躲不过去，从青春期到更年期的各个年龄段都可能发生。乳腺的小叶，是乳腺的基本组成单位，当体内雌激素水平升高，刺激乳房腺体内的雌激素受体，乳腺就处于增生充血的状态，等激素分泌水平下降了，乳腺组织就逐渐恢复原状。

不过，并不是每一次激素的升降之后，乳腺组织都可以完全恢复，其中一些没有完全恢复的，就残留了下来。而女性的激素分泌是有周期的，这些没恢复的组织就越积越厚，而且一般都是在乳房的外侧，这里的增生就更明显，更容易胀痛。

## 什么会导致乳腺增生和乳腺癌？

导致乳腺增生的原因有很多，主要就是情绪，比如精神压力大、经常生闷气或者发脾气。因为情绪不好，激素分泌就可能失常，甚至这个月的月经都会紊乱，受控于激素的乳腺自然也会受累。

这种情绪的不舒畅，在中医里又叫作肝郁。研究发现，肝郁女性的雌激素水平会异常升高，雌激素水平的异常升高不仅会导致乳腺增生，还是乳腺癌的诱因。在乳腺癌病人中，肝郁的人，治疗后转移复发的可能性高于没有肝郁的人。

由此可见，肝郁是乳腺疾病共同的诱因。虽然乳腺增生不会直接变成乳腺癌，但如果乳腺增生者的情绪总是处于抑郁之中，雌激素的异常分泌同样可以致癌。

## 怎样才能减轻乳腺增生，预防乳腺癌呢？

最管用的办法就是少生闷气。

你如果每次月经前乳房胀痛明显，就可以用加味逍遥丸进行纾解。特别是月经前一周，吃一周加味逍遥丸，乳房胀的问题就会得到缓解，月经前的各种不适也能减轻，还能减少增生和癌变的诱因。

你还可以在每次郁闷之后，泡一杯薄荷茶，每次用 10 ~ 15 克薄荷叶就可以。如果是鲜薄荷，可以加到 20 克，再加点冰糖。时常用它代替一般的茶来喝，也能和缓地减少肝郁。

# 12 子宫里的瘀血要定期
排出吗？

有的美容院有护理子宫的项目，说人的脸上有斑点，是因为子宫里有瘀血，需要及时清理，定期排出，而且只能用它们的栓剂把瘀血排出，这样脸上的斑点才会减少。

有人觉得，排出子宫里的瘀血，皮肤才能变好，这个理论听着很对；也有人觉得胡乱用药危害大，对商家的说法持保留态度。

## ✖ 用栓剂排出子宫瘀血的方式对吗？

我在这里告诉大家，这种做法不仅违背生理规律，而且容易造成妇科感染。

子宫里是可能有瘀血的，无论是来月经的时候，还是生育之后，女性朋友可以看自己的眼圈，一般情况下，子宫里有瘀血的时候眼圈的颜色会比其他时候深。很多有经验的中医，就是凭借眼圈的颜色来推测病人的血瘀状态的。他们的经验是，子宫里有瘀血，无论是月经时，还是之前做过流产手术，子宫有过损伤，都容易出现眼圈黑的问题。这个时候确实需要活血化瘀。

不过，中医正规的活血化瘀方式，一定是借助月经或者产后恶露，因为这才符合人体的规律。用活血化瘀的药物，使月经通畅，恶露排出痛快，瘀血就解决了。绝对不能背离月经这个周期，想什么时候排出就什么时候排出。

不仅如此，就算是排出瘀血，也应该通过药物来调节内分泌的节奏，刺激月经时的子宫收缩，这已经足够了。所谓栓剂给药法，一来，根本不可能影响并决定月经的内分泌；二来，栓剂给药必须绝对清洁。

## 究竟怎么做才能有效排出子宫里的瘀血？

因为子宫是个相对密闭的器官，缺乏氧气，一旦感染，很容易有厌氧菌在其间生存，由此就会引起严重的感染，甚至诱发妇科炎症，很多人不孕就是妇科附件感染的结果。所以，从阴道给药是需要慎重的，首先要有适应证；其次，所给的药物必须绝对正规，这样才能保证绝对清洁，否则不仅不能治病，还会添病。

那么，究竟怎么做才能有效排出子宫里的瘀血？首先，最好的养生保健就是顺应人体系统的规律，而不是人为地进行打搅和干涉。女性的健康需要"两通"，一个是大便通，另一个是月经通。但是这个"通"是自然地"通"而不是人为地"通"，因为我们的身体本身就有很智慧的自我调节系统。

如果你确实有子宫瘀血问题，出现如大便不通、经血颜色深、痛经、舌质颜色很深、有瘀斑等症状，我给你推荐一个偏方，取当归 10 克、桃仁 10 克，用开水冲泡代茶饮。在月经来之前一两周服用，可以起到化瘀、通便、通月经的作用。

# 13 | 21 天就来一次月经，卵子会提前用完导致早衰？

经常有女性朋友向我提问，说自己总是 21 天左右就来一次月经，月经周期比别人短近 10 天，每个月经周期就要排一次卵，一年下来，就会比别人多排三四个卵，听说一个人一生中卵子的数量是有限的，如果卵子提前排完，自己是不是也会比别人提前衰老？

很多人都会遇到这样的情况，有人不当事，说顺其自然；有人忧心忡忡，甚至为此花很多钱去做卵巢保养。

## ✖ 月经周期短到底会不会提早衰老？卵巢保养有没有用？

我可以负责任地告诉女性朋友，你绝对不会因为月经周期短而提早衰老！就算早衰，问题也不是出在这里。因为你的卵子储备，多到用不完！

女人一生的卵子数是固定的，就像基因一样，生下来就已经定了，从此再也不会增长。那么出生时，女人带了多少卵子来到这个世界上呢？大约 200 万个！

女人从青春期开始行经，一直到 45 ~ 50 岁绝经，绝经也可能提前，只要过了 40 岁，绝经都属于正常，40 岁之前绝经才是卵巢早衰。在这个过程中，按每月排一次卵计算，女人一生中要排 400 ~ 500 个卵子。而到了青春期，卵子经过退化，还剩余 30 万 ~ 40 万个的储备量，就算女人每个月都排卵，一生所排的卵也只占储备量的 0.1% 左右，所以根本不可能提前排完。

为什么身体要储备那么多的卵子？这就是身体的智慧，它要在巨大的备选中，挑选质量最好的。备选的卵子越多，挑选的余地就越大，就越可能排出"精品"，这也是高龄生孩子不好的原因。随着年龄增长，卵子也会受损，可选的余地就不如年轻的时候。如果从衰老的角度担心确实多余，因为这么大的库存，你根本不会因为多排一次卵而早衰，而且，并不是每次月经都排卵的！

在开始行经的前几年，卵巢功能不成熟，月经周期并不规律，此时的月经大部分为无排卵性月经。同样，绝经前，卵巢功能下降，也容易出现无排卵性月经。

真正开始排卵的只是月经规律的成熟女性，但也并非每次月经都有排卵。所以，就算你一年比别人多来两三次月经，多排两三次卵，你的卵子也是绰绰有余的。

因此，只要是规律的，月经周期短不会使你早衰。医学上现在有规定，每 21 天到 35 天来一次月经，都是正常的。如果短于 21 天，那就可能不是月经周期短的问题，而是异常出血的问题了。

## ✿ 什么会导致早衰?

既然多排卵不会导致早衰，那什么会导致早衰呢？一个是遗传，如果你妈妈、姐姐的绝经时间都提前，那你也在所难免；一个是生活习惯，其中最致命的就是熬夜。

我有个妇产医院的医生朋友，她告诉我，十几年前，偶尔会遇到40岁就绝经的卵巢早衰病人，她特别同情，想尽办法对她们特殊关照；十几年后的现在，40岁停经根本不算事，30岁甚至二十几岁就早衰的几乎天天见，她想特殊关照都关照不过来。

这些早衰的女性朋友有个同样的问题，就是她们都是职场上的"女汉子"，有钱做精致的美容，但没钱买时间睡觉，因为工作压力大，熬夜是常态，就是熬夜把人熬老了。

因此，想要不早衰，与其纠结月经周期短，不如按时睡觉，这才是对卵巢最好的保养。因为很多激素只在夜里12点到凌晨三四点分泌，而且是过时不候的，熬夜之后补觉是不能让激素重新分泌的，久而久之，调节卵巢分泌的内分泌轴就偏了，雌激素长期分泌不足，就会造成卵巢功能的过早衰退。所以，要想保养卵巢，想不早衰，就要保证充足的睡眠，提高睡眠质量。可以说只有这一招，才是你对卵巢所做的最好的保养。

# 14 怀孕分娩后如何避免"尿失禁"？
## 试试这套"女人操"

中国女人过了四五十岁，甚至比这还要年轻时，往往会出现一种难言之隐，就是憋不住尿。有人觉得这就是老了，很自然；也有人觉得不应该啊，自己还没老，这么发展下去还了得？

这种问题，在生了孩子的女性中更常见，典型的表现就是不能大笑，甚至不能咳嗽，不能快跑，一旦大笑或者咳嗽、快跑，就要失禁。

## 🍀"尿失禁"是脾虚导致的肌肉力量不足所致

我就见过一个很严重的"尿失禁"的女人。她原来是个教师，四十几岁就提前退休了，当时她没说明理由，只说自己身体不好，退休回家之后，就再没走出过她住的单元。街坊都以为她好静，大门不出二门不迈的，后来才知道，她之所以提前退休，闭门不出，不是由于性格安静，而是因为"尿失禁"，走几步就要小便，找不到厕所就只能遗在裤子里，所以她必须不断地换裤子。为了不让自己身上的异味招人讨厌，她只好做了"宅女"。

从中医角度看，她的身体很瘦弱，脸色也偏黄，是典型的脾气虚体质。这种"尿失禁"就是脾虚导致的肌肉力量不足所致。

从西医角度看，"尿失禁"是和排尿相关的肌肉无力所致。女人怀孕分娩后，盆底肌肉因为过分牵拉而逐渐失去弹性，随着年龄的增加，肌肉的弹性也同时降低，于是在打喷嚏、咳嗽、大笑等腹压增高的情况下，尿液就会不由自主地渗漏。

中国的中老年女性有 30% ~ 70% 都未能幸免，但在黑人女性中，这个病十分罕见，虽然她们的生育数量远在国人之上，为什么？因为黑人女性的肌肉要比中国女性的发达，这是人种的差异。

## ✖ 怎样才能预防和治疗这样的"尿失禁"问题呢？

其实，现在针对这种问题已经有了比较成熟的手术，可以对尿道局部进行处理，通过改变结构控制排尿。而更加便捷的解决方式就是自己每天做提肛训练，这是中国女人从怀孕开始就该做的"女人操"，坚持下来就可以避免或者改善"尿失禁"。

具体的办法是，持续收缩盆底肌，自己感觉肛门随着收缩被提起，一次提肛 2 ~ 6 秒，然后放松，休息 2 ~ 6 秒，再提肛，如此反复 10 ~ 15 次算一组，每天做 3 ~ 8 组或者更多，持续一两个月，局部的肌肉状态就可以改变。

这个训练不要等到"尿失禁"出现之后才做。如果你的母亲有类似的问题，那么你从怀孕开始就要做，因为这种肌肉无力是你们家族相传的脾虚体质，要及早改善。怀孕之后，盆底肌肉就开始被拉伸，孩子越大拉伸得越严重。肌肉就像皮筋，它的弹力是有限度的，会被拉伸得失去弹力。而提肛训练，是一个人为的收缩肌肉的过程，这样就避免了盆底肌肉因过度拉伸而失去弹性。

在做"女人操"的同时，你还可以配合中成药五子衍宗丸，每天吃一到两次，通过补肾为脾气提供强健的后援。

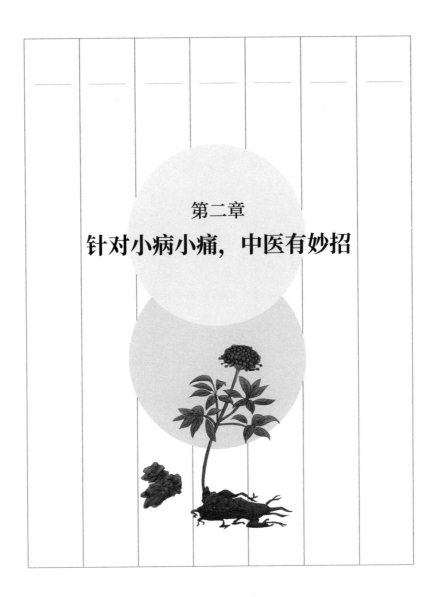

第二章

# 针对小病小痛，中医有妙招

# 1 | 熬夜、失眠后，哪种中药<br>是你的"后悔药"？

　　现代人由于工作压力大、生活繁重，熬夜、失眠在所难免，不管因为什么，只要睡眠不足，睡眠质量低下，身体马上会有反应，从口疮、疱疹，到心慌胸闷。因为熬夜直接影响两个功能，一个是免疫力，另一个是心功能。

## ❀睡眠不足影响免疫力，口腔溃疡先来找

　　有人觉得，把缺的睡眠时间补上就行；也有人觉得，缺觉对身体有损伤，想通过吃些什么将损伤降到最低。那么，哪种中药可以做你熬夜、失眠的"后悔药"，最大限度地消除缺觉的后患呢？答案是中药黄芪和西洋参。

　　睡眠不足会马上体力不支，觉得疲乏，随之而来的还可能有口疮甚至疱疹，一些既往的老毛病也会随之而来。从中医来讲，这就是气虚，无以抵御外邪；从西医来讲，就是睡眠不足影响了免疫力。

　　口腔是人体上细菌最多的地方。平时吃东西，口腔黏膜难免有微小损伤，但免疫力好的时候，细菌被免疫力控制着不能作乱，而一旦免疫

力降低，口腔这个全身最"脏"的部位就会首先让细菌乘虚而入。因此，口腔溃疡是免疫力下降的最准确的信号。一些致命的血液病，首发症状就是频繁发作的口腔溃疡。

## ❀想尽快弥补前一晚缺觉的损失，那就冲泡黄芪代茶饮

从中医角度讲，口腔溃疡的病因就是气虚，卫外失守了。对此，能提高卫外能力的就是中药黄芪。

黄芪是补气第一味，特别是生黄芪。中医讲，"有形之血，不能速成，无形之气，所当急固"，意思是，阴和血这种有形之物，补起来不能速效，是需要时间的；而气和阳这种无形的功能，一旦虚弱，不仅必须马上补，而且补起来显效很快。

所以，如果想尽快弥补前一晚缺觉的损失，最简单的办法就是将10克生黄芪用开水冲泡代茶饮。这杯黄芪茶喝上一两天，体力明显就能恢复，而且能帮你躲过口疮、疱疹这样的细菌、病毒感染病症。

## ❀缺觉还会让心脏不舒服，适用西洋参冲泡代茶饮

除了长口疮、疱疹这样的"上火"病，缺觉还会让心脏不舒服，因为睡眠时心率会变慢，心脏才能借机休息。如果该睡的时候没睡，或者睡得很少，心率就会长时间和白天一样，心脏就少了休息时间。

　　研究发现，睡眠时的平均心率一旦超过 66 次 / 分，心脏疾病风险就会显著提高，而睡眠时间均在 7 小时左右时，睡眠平均心率才是最低的，只要睡眠时间少于 6 小时，缺觉了，睡眠心率就会明显升高。

　　对这种缺觉之后心脏不舒服的人，西洋参就比黄芪更适合，因为西洋参入心经，能直接给心肌增加能量，而且西洋参也是所有参类中，唯一一个不会导致上火的，所以更适合春夏季的失眠缺觉。

　　可以取西洋参 10 克、麦冬 10 克，用开水冲泡代茶饮，这个组合和"生脉饮"同义。其中的麦冬是养阴的，既有的研究显示，麦冬可以通过补阴降低心率，减少心肌能耗，而失眠导致心脏劳作过度之后，是急需"节能"的。所以西洋参和麦冬配合，是气阴双补，也是在缺觉之后的"开源节流"。

# 2 | 皮肤发红起皮，原来是盐吃多了？

春分时节，草长莺飞的日子到了。按照春分的节气讲究，这一天应该开始春天的踏青了，于是，便到了很多人难熬的过敏季，他们的皮肤开始发痒、红肿、起皮。

皮肤过敏的原因是什么呢？有人觉得，春天，第一个罪魁自然是各种植物的花粉，因为空气中花粉浓度增加而过敏；也有些人觉得是自身的过敏体质造成的，因为他们一年四季都在过敏。

## 🍃 事关"颜面"的过敏也和吃咸了有关

还有一种原因会让你的脸在春天变得没法见人，甚至一年四季永无宁日，不是你"拈花惹草"了，而是你口味太重。简单来讲，就是你吃得太咸了。最近的研究显示，最能给食物增加味道的氯化钠，也就是盐，是完全可以诱发过敏性皮炎的，而重口味的食物会使春天的过敏加重。

盐的主要化学成分是氯化钠。最近，美国《科学·转化医学》杂志上报告说：人体的 T 细胞在氯化钠的作用下，会转化成辅助性 T 细胞中的

Th2 细胞，这个细胞一旦出现，过敏就要加重了。

有人会想，这下完了，要想皮肤不过敏，有滋味的食物是不是绝对不能吃了？值得庆幸的是，这个研究还发现，这一过程是可逆的。这就意味着，当食物变淡，盐度降低时，过敏症状就会随之减轻。

综上所述，吃咸了不只能引起血压高，事关"颜面"的过敏也和吃咸了有关。然而，现在的饮食花样繁多，人们的口味越来越重。为此，《中国居民膳食指南》推荐：成年人每天的食盐量不超过 5 克。但是很多人做不到这一点，而且就算三餐中做到了，零食中含有的盐的量也绝对不能低估，甚至早就超过了三餐中的盐量。

其实，让人垂涎的重口味食品都含有氯化钠，也就是盐分，别说薯片、瓜子了，就是吃起来是甜味的食物，比如面包、点心、运动饮料，也是会加盐的，为的是使味道更加丰富，更经得起品味，因为盐是所有味道的基础。


## ❀ 要想护肤，除了清淡饮食，还要了解有护肤效果的食物

无论是过敏，还是高血压等慢性病，中医的疗愈都主张清淡饮食。这里的清淡不仅指少吃油腻食物，还包括少吃盐以及咸味食物。但是，我要特别告诉你的是，有个好办法可以把吃进去的盐换出来，让你的皮肤过敏减轻，那就是吃低钠盐。

传统的盐，成分是氯化钠，而低钠盐的成分是氯化钾，就是用钾代替了钠。不光是代替了钠，让你少吃钠，钾还有个作用，就是把吃进去

的钠置换出来，换出的钠越多，过敏反应就越小，这就是吃低钠盐的好处。这一点，在春分之后，尤为重要。

不过，仅仅靠吃低钠盐还不够，应该用更多的渠道换掉吃进去的钠。办法也简单，就是多吃富含钾的食物，这些食物都有护肤效果，包括香蕉、橘子、乌梅、绿豆，还有多喝中国传统的酸梅汤、绿豆汤，而不是喝含钠量很高的运动饮料，因为运动饮料里含有不少钠。春天要想护肤，还是绿豆汤、酸梅汤靠谱。

# 3 口臭惹人嫌？这么做可以保持清新口气

说话的时候口臭，是社交的一大尴尬症。有人觉得是牙齿问题，要去口腔科；也有人觉得，每天刷牙，而且牙齿从来没问题，但还是去不掉口臭，那么一定就是其他部位的问题了。

后面的这个猜测对了，因为严重的难消的口臭，最可能的根源是在胃里，要么是吃了很多上火、油腻的食物，要么是自身的消化能力太弱，吃进去的食物不能全部消化。如果此时舌苔很腻，那可能在热的基础上还存在湿的问题。这种情况不清化湿热，口臭就不能根治。

## 具体该怎么做才能消除口臭呢？

首先要清淡饮食，油腻的饮食会把清化湿热的药效一笔勾销。其次，适当服用清热祛湿的药物，比如"二陈丸""左金丸"，这两种药都能在药店买到，都能清热燥湿。

如果你在口臭的同时还有便秘问题，就需要同时通便，大便通畅了，胃火减轻了，口臭也就自然消失。通便的药物可以选用黄连清胃丸、牛黄解毒丸，大便通畅了即可停止。

还有一个办法，就是用生石膏 20 克、藿香 10 克，一起煎汤漱口，也有很好的去口臭的作用。生石膏是清胃热的，藿香是祛湿的。如果口臭的同时舌质很红，在漱口的同时也可以少许喝上几口，更能从根本上清解胃热。

之前有个孕妇，她在怀孕后牙齿就出了问题，一颗牙齿已经脱落，另一颗牙齿开始松动。因为在孕期，医生也不敢贸然处置。我介绍给她的方子就是在上面这个方子的基础上加连翘 10 克，增加了清热力量，煎汤后漱口。第三天她就告诉我牙齿肿痛好转了，牙齿也不再松动了。非但是孕妇，这个偏方对牙龈炎引起的牙齿肿痛、松动都适用。

按照这个方子煎药的时候，生石膏要先煎 20 分钟，之后再下其他的药，一同煮 10 分钟就可以了，放凉后就可以用来漱口，次数没有上限，半天要保证漱上三四次。

## ❀严重口臭的人，有时候还需要查查是不是有胃幽门螺杆菌

还有一点值得强调，严重口臭的人，有时候还需要查查是不是有胃幽门螺杆菌的问题。这个菌的存在现在发现是口臭，甚至是痤疮、酒糟鼻的诱因。如果需要，比如，胃黏膜已经有问题，或者已经是萎缩性胃炎，或者家里人有这个病，那么就要用抗生素，规范地杀灭幽门螺杆菌。对他们来说，这也是根治口臭的最终办法。

# 4 | 牙龈肿痛、牙齿酸软要去火？
## 这种情况需要补虚损！

　　牙龈红肿痛就是上火了，这是人们的生活经验。也确实，当你吃多了辣的、油炸的，第二天开始牙龈红肿而且大便干燥，这个时候就是上了胃火。最直接的治疗办法就是服用黄连清胃、黄连上清这类含有大黄的药物，在通便的同时，牙龈红肿一般就好转了，因为胃火可以通过通便而清除。

　　然而，还有很多人，口腔频繁地出问题。牙龈肿，甚至牙齿松动，咬东西没力气，如果这些问题频繁出现，就不能只想到上火了，很可能是因为虚。中医讲，"久病无实"，慢性的、频繁发作的病很少是实性的，也很少是上火，一定有虚损的根基。

### 频繁牙龈肿痛的人，虚在哪里了？

　　这就是阴虚，轻的是胃阴虚，重的是肾阴虚。

　　因为胃经经过牙龈，所以胃的问题会影响到牙齿，而胃阴虚最常见的原因是胃火太盛，而且持续时间太长了。比如过饮过食导致的糖尿病，患者特别能吃，食后不久就感觉到饥饿，这既是胃火的原因，也是胃火的表现，所谓"消谷善饥"说的就是这种情况。所以说，胃火灼烧阴液，最初就造成了胃阴虚。

那么，如果血糖得不到控制，胃阴虚会如何发展呢？它会发展成肾阴虚，因为中医讲"久病及肾"。这时，阴虚程度最深，牙龈的问题就更重，因为中医的肾是主骨的。牙齿无力的时候，往往是肾虚，而且这时牙龈红肿不严重，但是牙齿酸软、咬东西没劲，甚至牙齿松动更明显，这些都是肾虚的表现。

## 🥬 不要一遇到牙龈肿痛就去火，根源可能是免疫力太低了

这个时候该怎么办？中医有个名方叫"玉女煎"，这是明代名医张景岳的方子，由生石膏、熟地黄、知母、麦冬、牛膝组成，其中生石膏、知母是清胃火的，针对的是局部的炎症，熟地黄、牛膝是补肾阴的，要通过补阴使胃火不再炽盛，不再继续耗阴。

这个方子给我们的最大提示是：不要一遇到牙龈肿痛就去火，有时候，单纯去火是没用的，单纯去火相当于消炎，它只适用于急性、偶然的牙龈问题。

之前我遇到一个孕妇，她怀孕后牙齿出问题，因为怀孕不能吃消炎药，也不能治疗牙齿，我给她开的是生石膏 20 克，连翘、藿香各 10 克，生石膏先煎 20 分钟，再下后两个，一起煎煮 10 分钟，这个药汤放凉后用于频繁漱口。她的牙齿问题就是靠这个药汤控制住了。

这个药汤取的就是"玉女煎"中清胃火的部分，因为她的牙疼是急性的、偶然发作的，属于中医的上火，也就是西医的炎症，单纯清胃火就足够了。

但如果这种情况频繁发生，而且牙齿酸软重于牙龈红肿，根源就是免疫力太低了。免疫力低、正气不足，细菌才会在口腔中作乱。这个时候，单纯的清热消炎只能起部分效果，还必须去除影响免疫力的因素，熟地黄、牛膝这两味中药的作用就在这儿。

**熟地黄**：滋阴，补血。治阴虚血少，腰膝痿弱，劳嗽骨蒸，遗精，崩漏，月经不调，消渴，溲数，耳聋，目昏。

**牛膝**：归肝、肾经。

**功效**：逐瘀通经，补肝肾，强筋骨，利尿通淋，引血下行。

**主治**：用于经闭，痛经，腰膝酸痛，筋骨无力，淋证，水肿，头痛，眩晕，牙痛，口疮，吐血，衄血。

从西医角度讲，它们能降血糖，控制糖尿病并发症；从中医角度讲，它们是入肾经补肾的，等于在夯实身体的根基。

对慢性的牙龈问题，特别是上了年纪又有糖尿病这类基础病的人，必须在清热的同时，兼顾补肾阴。只是"玉女煎"没有直接对应的中成药，我们可以在用六味地黄丸这类补肾药物的同时，配合前面提到的生石膏、连翘的药汤漱口，每天七八次，漱口的时候还可以喝上几口，这样效果就等同于"玉女煎"了。

# 5 | 感冒初起，吃什么能帮你躲过去？

立秋后，人会比夏天的时候更容易感冒，因为此时，人体的气血都从体表回到了内里，胃口变好的同时，身体的卫外功能也下降了。感觉到要感冒了怎么办？有的人担心感冒变严重，就赶紧吃西药，甚至吃抗生素；也有人觉得，感冒是小事，不用管它，过几天就好了。

## ✖ 感冒初起，你该做什么才能抗过去？

回答是，对症吃中药。为什么这么说？

首先，大部分感冒是因为病毒感染，既然是病毒感染，就更无须吃西药。一来，没有针对病毒的特效药；二来，病毒感染有自限性的特点，一般是一周左右可以自愈。之所以有人最后还是吃消炎药好了，那是因为病毒感染之后，免疫力不足，合并了细菌感染，消炎药治好的是细菌感染这部分。换句话说，如果抵抗力好，在病毒感染之初，完全可以不吃西药。

其次，之所以要吃中药，是因为中药不仅能改善症状，还能把引起感冒的原因消除掉。秋天，最常见的感冒原因就是受了风寒，而中药能把入侵身体，而且停留在体表的风寒散掉，能及时散掉就不至于入里。所以，在感冒初起时，散风寒很重要。

## 中药治感冒要分风寒、风热

有人可能会问：感冒是分寒热的，那我怎么知道这次感冒是寒是热？如果搞混了，不就治反了吗？的确，中药治感冒要分风寒、风热，一个很简单的分辨办法是：如果在感冒的同时有嗓子疼的问题，就是风热或者风寒加内热的感冒；如果嗓子不疼，只是流清鼻涕，浑身发紧甚至疼痛，这就是典型的受寒，这个时候用散风寒的中药，把风寒解了，感冒就被控制住了。

感冒药那么多，哪种能疏散风寒呢？只有两种，一种是感冒清热颗粒，另一种是通宣理肺丸。它们是治感冒的中药里，仅有的两种常用的温性药物，在没有嗓子疼的时候，用它们可以把寒气推出去。

## 中医食补治感冒有妙方

如果你不想吃药，感冒情况也不太严重，食物也有类似的效果，就是姜汤，加红糖、可乐都可以。这主要是借助姜的温性来散寒，趁热喝下去，稍微出点汗是最好的，一天可以喝两三次，因为姜毕竟是食物，散寒力量有限，多喝几次才能有药的效力。

如果你在感冒的同时嗓子疼，这就意味着风寒中有热，或者你之前本身有火，又或者你感冒前后吃了太多肉，热量太高了，导致着凉的同时有内热。这时，无论是感冒冲剂，还是姜汤，就都不适合了，必须用有些凉性的药物，如双黄连、连花清瘟都可以。

至于这种情况下的食疗，如果你嗓子疼的同时身上发紧，确实着凉明显，那就要把姜换成葱，用大葱的葱白切段后开水煮沸，加点香油、盐之类的调味品，趁热喝下这个葱白汤。因为葱虽然是温性的，但它是温润的，不会上火，不会加重嗓子疼，所以我们很少看到有人吃葱上火。而姜是温燥的，虽然散寒能力比葱强，但对于有内热的人，喝姜汤无异于火上浇油。

# 6 | 咽喉肿痛怎么缓解？喝热水还是喝冷水？

咽喉肿痛、嗓音沙哑时，一般怎么缓解？大多数人的答案可能是"多喝热水""常含润喉片"。

事实上，保护嗓子、避免嗓音沙哑的办法，不是喝热水、含几片润喉片那么简单！那么，我们该怎么做才能缓解咽喉肿痛呢？

## ❧ 怎么做才能缓解咽喉肿痛呢？

最近有个朋友找到我，说她扁桃体发炎了，实在是太难受了，连着几天咽口水都感到钻心的疼痛，更别提正常说话了，问我这种情况怎么缓解。

如果去看西医，除了用药治疗，医生还可能让她适当吃些冰激凌或喝冷饮来缓解疼痛，因为冷饮可以让局部的毛细血管收缩，起到散热、降温、止血、止痛及防止肿胀等作用。

但是，这只是治标之法，只能够缓解症状，甚至算不上治疗，就像扁桃体切除手术后，医生也会让你吃冷饮一样，是应急之法。这种吃冷饮的办法原理很简单，就是借助冷饮达到局部冰敷的效果，局部血管受冷收缩，出血也就减少了。

既然是应急，就不能长期或者过量，因为吃冷饮会导致局部血管收缩，对于止血、止疼有效，但如果长期吃，血管对局部的供血、供水就要受到影响。比如，咽喉黏膜就会因为内部缺水而更加干燥，此时很可能咽喉红肿、疼痛好了，却咳嗽起来。

## ✖ 怎么做才能减轻喉咙疼痛呢？

有人可能会问，为什么吃冷饮后还会咳嗽呢？关于这一点，很多喜欢喝冰啤酒的成年人，或者喜欢吃冰激凌的孩子都有这种体会，就是喝冰啤酒或吃完冰激凌后，会忍不住想要咳嗽几下。如果用中医理论解释这种情况，就是"寒凉直折了阳气"，喝完冰啤酒、吃完冰激凌后忍不住地咳嗽，其实是阳气受损的外在表现。

那么，怎么做才能既减轻疼痛，又不至于直折阳气呢？首先，避免在短时间内过度用嗓，特别是声嘶力竭地发声。这是日常养护咽喉最重要的一点，因为短时间内过度用嗓，无论是对声带，还是对咽喉的损伤都是巨大的，而损伤越大，修复时间就越长，修复效果也会越差。

其次，要用和缓的中药和食物润肺、润喉。食物上，可以选择梨、莲藕、甘蔗；药物上，可以选择胖大海、玉竹、沙参、麦冬、桔梗等，常用它们泡茶喝，能够缓解咽部不适，因为它们都入肺经，有润肺的效果，而且性质都不像冷饮那样寒凉。

在这里需要特别提醒大家，这些药物泡茶后，要频频饮之，而不是暴饮。一来，暴饮可以损伤脾胃；二来，频频饮之可以使药物和缓地经过咽喉，既能帮助药物持久吸收，又能频繁作用于咽喉这个部位。与此同时，还要戒烟、戒酒，少吃辛辣的食物，因为这些刺激性的食物会直接损伤咽喉这一人体的门户。

朋友按照我的建议，很快就缓解了扁桃体发炎造成的咽喉肿痛，而且最近都在坚持用胖大海、桔梗等泡水喝，让疗效更持久。

如果你有跟我的朋友一样的问题，或是也喜欢朗读，会频繁说话用嗓，不妨也试试用这些药物泡水喝。可能有人会问，这些药物的用法、用量是怎样的？

一般来说，上述的每种药物，每天可用 5 ~ 10 克，循环冲泡至无味。这样一来，借助喝水的机会，就能帮助咽喉营造局部"水润"的环境，而守住咽喉这个要塞后，才能及时、有效地预防、缓解咽喉肿痛。

# 7 咳嗽吃川贝蒸梨不管用？四个偏方，看看你的咳嗽适合哪一种！

冬天是咳嗽比较高发的季节，如果在咳嗽的时候受到冷风刺激，那咳嗽更是反反复复难以消停，让人非常难受。很多人会选择吃西医中的消炎药，或者能清热解毒的中成药来治疗咳嗽，但其实，你只有在症状比较严重，比如黄痰多、炎症明显的时候，才必须吃药。

## 🍀 咳嗽初起时有食物或者偏方可帮你逃脱咳嗽的折磨

在咳嗽初起时，很多人的症状并不严重，或者说没严重到需要吃药的程度，用一些食物或者偏方就可以帮患者逃脱一次长期咳嗽的折磨。还有一些偏方，在咳嗽迁延不愈的时候，也有很好的效果，甚至效果不在药物之下。

不过，在现实生活中，很多人觉得，吃偏方并没有用。比如，有的人吃了川贝蒸梨，症状反而更严重了。这其实并不是方子不好，而是因为你食不对症，可能压根就吃错了，甚至用反了。今天我们就来具体讲讲四个治疗咳嗽的偏方，川贝蒸梨、烤橘子、隔水炖野荞麦以及芹菜梨汁。

## ❀川贝蒸梨

先来说说第一个止咳偏方——川贝蒸梨。

川贝蒸梨是大家比较熟悉的方子了，但很少有人知道，痰多、痰黄的咳嗽是不能吃这个方子的。因为川贝性味甘、苦、微寒，入肺经，它治疗的是肺热咳嗽，和梨一起蒸食后，可以用于缓解肺热燥咳，或者咳嗽日久伤阴的干咳。如果咳嗽的同时舌头是偏红、偏干的，那吃川贝蒸梨是对的；如果是肺寒咳嗽，痰稀白，而且量多，特别是常年咳嗽的老年人，吃川贝蒸梨就吃错了。

川贝蒸梨的做法很简单。准备雪梨或者鸭梨一个，川贝 3 克。将梨的顶部切下来，挖除梨心，然后把洗干净的川贝，最好是研碎的川贝粉，放入梨内部，加入冰糖，再用刚才切下来的顶部盖好，最后把这个塞了川贝的梨放入大碗中，隔水炖煮大概 1 小时，一道治咳嗽的川贝蒸梨就做好了。需要注意的是，吃的时候要把梨和川贝一起吃掉。

## ❀烤橘子

我们再说第二个止咳偏方——烤橘子。

烤橘子治疗的咳嗽和川贝蒸梨正好相反，它更适合治疗受寒导致的咳嗽。如果没有嗓子疼的问题，而且咳出的痰清稀，那么吃烤橘子是合适的。橘子是温性的，烤过的橘子性质更温，正适合驱除寒气。如果是燥咳或者热咳，吃了烤橘子之后反而可能加重咳嗽。

烤橘子的做法就更简单了，把橘子用微火烤到有香味泛出就可以了。

吃烤橘子的同时，可以用烤过的橘皮泡杯茶，如果正好是感冒初起，浑身怕冷严重，则可以加几片生姜，这个姜橘茶的驱寒止咳效果更好。

## 隔水炖野荞麦

第三个方子大家可能比较陌生——隔水炖野荞麦。

野荞麦也叫"开金锁"，是一味清热化痰的中药。我们吃的"急支糖浆"里就有这个药，它适合治疗的是嗓子疼痛红肿、黄痰很多但又很难咳出来的咳嗽。

野荞麦的吃法很特别，不是像其他中药那样水煎服，而是隔水炖，这样它化痰清热的效果才好。每次可以取野荞麦 10 ~ 15 克放在大碗里，加入适量的水，再把碗放入锅中，隔水炖 30 分钟，然后喝这个炖好的药汤。

## 芹菜梨汁

第四个也是最后一个止咳偏方，是我经常推荐的，它是纯食物的——芹菜梨汁。

芹菜梨汁特别适合孩子感冒咳嗽，大便还特别干燥，甚至两三天才解一次的情况。中医讲"肺与大肠相表里"，通便是对肺火的釜底抽薪，如果一直不通便，孩子的咳嗽是很难痊愈的。尤其在孩子是热性咳嗽、黄痰很重、嗓子红肿的情况下，通便就更为重要了。

芹菜和梨都是入肺经的，能清肺热，而且它们纤维素多，用温水打汁后，带着渣滓一起吃，能帮助孩子通便。喝这个蔬果汁，还对同时服用的止咳药物有很好的辅助作用。甚至有的孩子在没吃药的情况下，因为喝芹菜梨汁大便通了，咳嗽就减轻了。

芹菜梨汁的做法非常简单。准备芹菜半斤，梨一个。芹菜用西芹或者普通芹菜都可以，但最好不要用香芹；梨用鸭梨或者雪梨都可以。将芹菜和梨一起加温水榨成汁，每天喝一次就可以。注意，榨汁时不要用凉水，喝的时候渣滓和汁都要吃掉。如果觉得味道不是很好，可以稍加一些蜂蜜调味。

# 8 | 说话多了就头晕，身体 出了什么问题？

天气热的时候，说话多了就容易头晕，有的人因为经常如此，就不当回事，但也有人觉得大事不好，担心是大病前兆。

说话多就头晕到底是怎么回事？又该如何解决呢？

## ❦ 说话多了就头晕，要先观察血压

如果你确实有话说多了就头晕的问题，就要先观察一下是不是血压高。如果头晕发作的时候血压比平时高，那最直接的解决办法就是控制好血压，并且减少说话和运动，因为这种情况的血压高是虚性的，劳累会加重高血压的症状。

还有一种情况是，即便你的血压降下来，或者血压不高，仍然头晕，这就可能是中医说的气虚问题。

说话多了之后头晕，是因为说话本身是很耗气的。说话耗气在先，病症发作在后，这就是所谓的"烦劳则张"，通俗地讲就是累了加重病症。很多气虚的人，说话多了还会咳嗽，反复查也查不出肺的毛病，最后说是"气道反应性过高"。

## ❁ 中医辨证一个人是不是气虚，说话的状态是个重要指标

著名的国医大师王绵之先生，看病时一定要听病人自己叙述病情，除了因为要充分了解症状，还因为他要听听病人说话时的气力。

有的人说话越讲到后面声音越小，而且语速加快，最后几个字都说不清楚。这种情况出现，会帮助医生确定气虚诊断，病人是因为气不够，说不动了，才本能地想快速地说完，气力不够时也会影响吐字的清晰度。

你注意观察就会发现，这种说话多就晕的情况，多会在劳累的时候或者下午加重，特别是夏天的下午。因为这个时候身体的气力消耗过多了。

## ❁ 饭后犯困和头晕头痛的根源是脾虚

除了夏天天热，说话多了头晕，这种人还有一个常见现象，就是饭后犯困，有的不犯困，但是饭后会头晕头痛。犯困和头晕头痛的原理是同一个，都是因为饭后脾气集中力量在消化上，无力将气血打到大脑，大脑因为缺血而出现犯困或者头晕的症状。

我曾经见过一个吃饱了就头痛的病人，他做了各种检查都显示没问题，除了开止痛药，西医也再无办法，最后是用健脾的中药治好的，因为他头痛的根源是脾虚。

## ✖ 说话多了就头晕严重的人，该如何治疗？

如果你仅仅是夏天说话多了就头晕，那么西洋参比较适合你。因为西洋参可以一边补气，一边去火，夏天吃也不会有上火的问题。每天可以用 15 克西洋参、10 克麦冬一起泡茶。

如果不论季节，只要说话多了就头晕，而且还有饭后犯困的问题，那么在夏天之外的三个季节里，你都可以用黄芪，最好是生黄芪，每天可以用 10 ~ 15 克，代茶饮就可以。特别是开春时就应该开始喝，这样一来减轻了难以忍受的春困，二来，到了夏天也不至于有说话多就头晕的问题。

# 9 | 生病输液时总是舌苔腻、没胃口？
小心长时间输液导致"寒湿困脾"！

不知道大家有没有发现，你因为生病而输液的时候，很容易胃口变得很差，而且舌苔非常腻，等输液停了，过一段时间，往往就恢复正常了。很多人觉得出现舌苔腻、胃口差的情况是因为生病了，其实，这两个表现主要是因为输液，它们都是典型的"寒湿困脾"的表现。

## 🍂脾胃虚弱是因为"寒湿困脾"

在输液时，身体猛然间被输进大量的、远远超过脾气日常能运化的水液，很容易因此生湿。如果长时间大量输液，寒湿严重就会困脾，很多人脾胃虚弱就是动不动就输液导致的，这点在孩子身上尤为常见。

我们知道，脾是"后天之本"，它是随着增龄逐渐变强壮的，一般要到学龄时，脾气才可以健运。而学龄前的、脾气尚未健运的孩子特别容易生病，一些家长急于给孩子退烧往往会滥用输液疗法，因此在孩子脾气尚弱之时就会伤脾。

可能有人会奇怪：输进去的水液又不进胃里，而是进到血液里，怎么就能影响到脾胃呢？中医的脾和西医的脾不同，中医的脾主运化，不仅负责消化系统，还负责全身水液的代谢。当身体摄入的水超过脾的运化能力时，脾就会被耗虚、累垮，这也是为什么一旦脾虚，表现往往是全身性的，而不只是消化不良。

我曾经见过一个病人，他因为肠梗阻不能吃饭，只能靠静脉输液补充营养。虽然通过输液，他所需的营养补充够了，但他在输液后变得特别没力气。在输液前，他还可以出去散步，输液后，他反倒虚弱得卧床了。这就是"水湿困脾"的结果，因为脾主肌肉，脾虚时肌肉无力，人自然变得乏力疲劳。

对心功能不好的人，输液的量往往是要严格把控的。从中医角度讲，寒湿严重不仅会困脾导致脾虚，还可以"水气凌心"，诱发、加重心脏衰竭。从西医角度讲，输液时，液体直接进到血液循环中，突然增加的循环血量对心脏是个考验。原本心脏只是拉个小车，输液之后，负荷加大了，小车上好像装满了砖块，心脏会很吃力。

## ❧输液的同时怎么能最大限度地减少寒湿的产生呢？

其实，西医对输液一直是很慎重的，西医讲究：能吃药就不打针，能打针就不输液。这就是为了最大限度地减少医疗过程对身体生理规律的干涉。

可是，有些病又非输液不可，那么，怎么能最大限度地减少寒湿的产生呢？很多医生会在病人因为输液而舌苔腻、胃口差的时候给病人开健胃消食片。这是对的，但这只对了一半，因为他们的胃口差不是食积所致，不是单纯的健胃消食药所能解决的，而更重要的是帮助他们的身体运化寒湿，这就要用到白术。

白术是入脾经的，它的运脾功能强于健脾。这个"运"就是运化水液、燥湿的意思。对于寒湿内停导致的舌苔腻、胃口差，炒白术是必用的。

以炒白术为主药的中成药对运化寒湿都有不错的效果。比较适合输液时预防寒湿的是"参苓白术丸"，它的配伍里除了有炒白术，还有可以补气的人参，以及可以健脾渗湿的茯苓、薏米。需要强调的是，健胃消食片和参苓白术丸这个搭配只适合因为输液导致的"寒湿困脾"，大家一定要在医生的帮助下明确自己的情况后，再选择药物。

# 10 胸闷气短、喘不上来气是哪儿出了问题？

有朋友咨询我，她妈妈 70 岁了，最近总觉得上不来气，她担心是肺或者心脏出了问题，但去医院检查却未见异常。事关呼吸供氧的不就是心脏和肺吗？它们没毛病，又是哪里出了问题呢？

要想搞清楚这一点，就要先辨识清楚这位朋友的母亲是在什么情况下上不来气。这个病人是坐下时憋闷明显，但活动活动，出去走走路，反而减轻了，平躺的时候也会减轻。

## 🍀 胸闷气短其实是身体缺氧了，和肝郁也有关

这种情况就提示我们不是心肺出了问题，因为人在活动时身体需氧量增加，心肺必须加班工作。如果心肺功能原本就不足，运动时对身体的供氧更跟不上，他们就会在走路、爬楼、上坡时，更觉得上不来气。

这其实是缺氧的表现，需要帮他们补助心气，用党参、西洋参之类，严重的甚至可以用到人参，这也合乎中医说的"春夏养阳"，通过补助阳气来增强心肺功能。而春夏的时候，身体处于一种生发状态，需氧量会更高，所以如果心脏不给力，在春天上不来气也是更常见的。

如果运动之后上不来气的症状反而减轻了，坐在那儿不动，心脏负荷没增加，却反而憋闷，就说明身体的供氧能力没有问题，这种憋闷多是西医说的神经调节失常引起的，在中医就是肝郁了。特别是在春天——肝所主的季节，人更容易在肝的疏泄上出问题。

## ✖肝郁还会导致乳房胀痛

中医的肝是"将军之官"，它和将军的秉性一样，不能受委屈，要充分舒展，这就是所谓的"疏泄"。所以，中医的肝出问题，一种是疏泄过度引起的，比如暴怒、发脾气，以及由暴怒、生气引出的后续问题，比如脑中风、血压升高等；另一种是疏泄不足引起的，这就是肝郁，典型表现有胸闷、憋气、喜欢长出气，还会表现在女性乳腺上。

开春以来，常有女性患者咨询我，她们的共同问题是，乳房胀痛严重，而且和月经期没关系，甚至有些人已经过了更年期，月经停止了，这也是肝郁所致。从西医角度讲，就算更年期之后已经停经，但女性体内仍旧有雌激素，只不过水平降低了，雌激素调节失衡就会导致乳房胀痛以及乳腺问题。从中医角度讲，这种情况之所以在春天发生，是因为春天是肝所主，肝气的疏泄功能更容易在这个时候出问题。

## ✖中医如何帮助肝的疏泄

无论是坐在那里憋气，还是乳房胀痛，都要帮助肝的疏泄。这时，如果去找中医，医生通常会给你开大家熟悉的加味逍遥丸，或者柴胡疏肝散。

那么这两种药有什么区别呢？我在这里做个知识普及。柴胡疏肝散更针对肝郁严重克伐脾气引出的问题，比如口苦、反酸、胃脘或者两胁胀痛，主要针对集中在消化系统的问题。

逍遥丸则是改善憋气、乳房胀，甚至月经失调，更侧重于神经系统和内分泌系统的问题。

除了这样的药物帮助，春天出现肝郁时，最简单的办法就是走出去，去踏青，活动活动，扩扩胸，这样可以振奋经过胸部的肝经，不至于因为长时间静坐而经络郁阻。

现在医学研究发现，憋气、长出气这些中医说的肝郁问题，其实是身体运动不足时，肺泡扩张不够，为了让肺泡更多地摄取氧气，身体不得不开动一次"重启"功能，而之前的憋气，是身体供氧不足的警示。所以，如果能静坐 40 分钟左右就运动一会儿，让肺泡保持充分的扩张，氧气供应保持在一个相对高的水平，自然就没有上不来气的问题了。

# 11 | 总是肠胃不舒服，甚至反酸、嗳气、烧心？你的问题根源可能是肝郁！

经常有朋友说自己总是胃里反酸，尤其是在吃了甜食，或者黏糯的、发酵的食物之后，症状会更加明显。去看西医门诊，医生会开一些小苏打，或者抑制胃酸的药物，吃了的确是有效果的，但只要停药，反酸的问题就会继续发生，为此很苦恼。

## ❉ 为什么胃反酸会反复发作？

为什么这些朋友的胃反酸会反复发作？怎么做才能根治呢？要回答这两个问题，先要从胃为什么会反酸说起。

我们生活里说的反酸，也叫作"胃食管反流"，就是胃里消化了一半的食物，裹着胃酸，反流到食道或者口腔里。这时候会有烧心、嗳气、吐酸水的反应，胃和食道甚至有烧灼感。之所以如此，是因为胃功能失调了。

那么，胃功能为什么会失调呢？最常见的原因是吃得不对、吃得不定时或者吃得过量了。这种情况下，解决方法很简单，就是调整饮食。但是，很多人的胃功能失调，是缘于一个大家通常意识不到的问题，就是精神压力过大。

胃肠被称为人体的"第二大脑"，统观人体这个整体，精神压力对消化系统产生的影响仅次于大脑。人一旦压力过大，消化系统功能就很可能失调，胃酸分泌失常就是失调的结果之一。这一小节中我们讲的胃反酸，主要就是这种精神压力过大导致胃功能紊乱后的反酸。

食物进入胃之后，胃酸开始分泌，胃酸的 pH 值在 2 ~ 3 之间，属于强酸，胃黏膜是耐受高酸的，但食道黏膜却不能。

当胃功能失调导致胃酸泛到食道里时，原本就很脆弱的食道黏膜就可能被胃酸烧伤。一旦反酸频繁发生，就很可能导致食道黏膜炎症，而身体频繁修复炎症，就有癌变的风险。现代医学研究发现，长时间的、频繁的胃部反酸是食道癌的几大常见诱因之一，这也是医学界越来越重视胃食管反流的原因所在。

## 🦋 要想根治反酸，必须去除肝郁这个病因

针对胃反酸，医院一般会开一些抑制胃酸的药物。但是单纯用小苏打或者抑制胃酸的药物来缓解反酸的情况，是治标不治本的。你用小苏打中和了这一波胃酸之后，下一波胃酸照样还是会来。而你停用胃酸抑制剂后，只要胃酸异常分泌的诱因还在，那反酸就可能复发。

从这个意义上来说，中医结合多年临床经验总结出的一些关于胃食管反流病的中医辨证方法，更能从根本入手。

从中医角度理解，胃部反酸是"肝木克脾"的结果。如果你肝郁时间长了、严重了，就会克伐脾土。在中医五行理论中，木对应肝，土对

应脾，并且木是克土的，克伐久了会生内热，反酸就是胃有内热的结果。《黄帝内经》里说的"诸呕吐酸……皆属于热"，正是这个意思。要想根治反酸，必须去除肝郁这个病因，再在此基础上清胃热，降胃火。

当你长期出现胸闷、胸疼、口苦、眼睛发干发涩、头痛头晕等症状的时候，说明你很有可能肝郁了。造成肝郁的原因之一就是精神压力大，所愿未遂。这在职场中很常见，我遇到过很多胃食管反流的患者，大多是公司白领，其中有不少是企业高管，他们既要顶着上司的压力，还要给下属撑腰，很多时候，苦水只能往肚子里咽，长此以往，就造成了肝郁。跟他们聊天，会发现他们大多有消化不好的问题，反酸更是非常常见。

## ❧ 有两种中药可以疏肝解郁

对于这种压力过大造成的反酸，必须先疏肝解郁，我一般会推荐两种中成药，一种是左金丸，另一种是加味左金丸。

左金丸的组方很简单，只用了两味药，一味是吴茱萸，一味是黄连。其中黄连为君药，黄连入心经，能清泻心火，镇肝开郁。

从中医五行的角度讲，心是肝之子，清泻心火对治疗肝郁有釜底抽薪的意义。所谓"实则泻其子"，心火泻了，于是肝火清了，不再横逆侵犯脾胃。同时，黄连还能清胃热。它的这两个功效，都可以用来针对胃热导致的反酸。

左金丸的另一味药吴茱萸入肝经，能散肝郁，同时还是温热性质的，能佐制黄连的寒。虽然左金丸里只用了两味药，但却是辛开苦降，寒热并用，这充分显示了中医的智慧。

加味左金丸，在左金丸所用的黄连和吴茱萸的基础上，加了更具有疏肝解郁效果的药物，疏肝的力量更强。对肝郁特别严重的人来说，加味左金丸更有效。

说到这里，还是要强调，我们虽然可以通过药物来治疗精神压力过大导致的胃部反酸，但在日常生活中也要注意饮食，减少饮食诱发胃部反酸的可能性。具体要注意的是：少吃甜食或者黏糯的、发酵的食物，少喝酒，少吃辣，少吃热性的、刺激性的食物，因为它们会加重胃火。胃火重的人除了胃部反酸的风险会增加，还可能出现便秘和口臭的问题。

# 12 | 浑身大汗或很难出汗，<br>是身体哪里出了问题？

　　夏天天热出汗是正常的生理现象，是身体调节体温的一种方式，但有些人动不动就浑身大汗，甚至没怎么活动就已经汗流浃背；还有些人即便天气很热，也很难出汗。这是怎么回事呢？

## ✿ 动不动就大汗淋漓，本质是体虚的问题

　　先说说动不动就大汗淋漓。这种人出汗一般不是因为热，因为就算天气很热，也不至于像他们那样大量出汗。他们出汗多是心肺功能不好的表现，主要可以分为以下三种情况，如果你也是动不动就出汗的人，不妨看看自己属于哪种。

　　一是原本就有心肺疾病；二是虽然没有确切的疾病，但是长期缺乏运动，心肺功能相对较差；三是肥胖、体重超标，这种人的心脏每日都在超负荷工作，相当于小马在拉大车。

　　这三种情况的最终结果都是心脏负荷太重，无法有效供血、供氧，所以身体在原本天热的基础上，又因为缺氧而大量出汗。

换句话说，这种出汗的本质是因为虚，而要想止汗不能简单地用浮小麦、麻黄根这种没有补虚作用的止汗药。对此，中医常会用黄芪或人参，比如，有黄芪的玉屏风散，这种药针对的是因肺气虚而动辄汗出，或是很容易感冒的情况，还有有人参的生脉饮，这种药针对的则是因心气虚而动辄出汗、心慌、头晕等症状。

## 🌿 难以出汗的人，多有脾虚的问题

除了动不动就出汗的人，难以出汗的人也很多。这种人即便天气很热，也很难出汗，究其原因，有两种可能：一种是身体里没有出汗的"库存"，另一种就是我们常说的脾虚。

这里说到的"库存"就是人体的气血。中医认为，汗是气血生化的结果，人要想出汗，一要有原料，二要有把原料转化为气血的能力，二者缺一不可。对此，中医用来治疗感冒的名方，比如"桂枝汤"的用法后，经常有"啜热稀粥"的医嘱，意思是，在吃药之后要再喝一碗粥。

为什么会有这样的医嘱呢？这其中的医理其实很简单：粥，相当于我们前面说到的生汗的原料，而且粥是粮食，可以健脾，能够间接增强人体将原料转化为气血的能力。所以，很多人在感冒后喝了粥就会出汗，而且出汗后感冒也就痊愈了，但如果没喝粥或者索性是空腹就喝药，那么很多时候不仅不会出汗，而且可能没有效果。

这里可能有朋友会说了，我喝了粥，也没空腹，为什么还是不出汗呢？这种情况的“不出汗”就是脾虚了，也就是身体将原料转化为气血的能力不足。这种人不仅平时很少出汗，而且也很少发高烧，之所以会这样，其实是身体无力与外敌抗衡的结果，所以这种人要想发汗，不是简单地吃解表药就能做到的，而是要在健脾的基础上解表。

对此，李东垣有两个名为“升阳”的方子，一个叫升阳益胃汤，一个叫升阳散火汤，治疗的是因为脾气虚而阳气无力生发、升举的病症。里面除了有黄芪、人参、白术这些健脾、补气的药物，还有帮助阳气生发、升举的升麻、葛根、羌活等，这些虽然不是补气药，但对补气药有助推和放大疗效的效果，可以帮助因为虚弱而不能伸展的阳气舒展开来，随着阳气的舒展，汗也就可以透发了。

## 无论治病还是养生，都要顺应和成全人体的生理活动

出汗是身体的正常生理活动，无论是治病还是养生，最根本的就是要顺应和成全人体的生理活动。所以适度出汗，特别是在夏天是很有必要的，而且只有阳气充盛、身体健康的人才能做到这点。

反过来说，无论什么原因，夏天该出汗的时候没有出汗，那就是对身体机能的违背，也是对阳气的抑制。具体来说，就是不要在空调房子中久待，更不要满身大汗的就去吹空调。否则寒凉就会阻塞身体的卫外之气，往小了说，人会因此感冒；往大了说，这是给正常机能的当头一棒，长此以往，还会变生其他问题。

# 13 | 排毒就要刮痧、泻肚？你忽视了人体自带的"解毒器"

脂肪肝这个病，现在很普遍。很多人是在体检时查出来的，但很少有人重视。很多人觉得这不是大毛病，和发胖一样，很普遍，而且又不疼不痒的，肝功能也不受影响，可以不用在意。但是，我说一个研究结果，你就知道脂肪肝的严重性了。

调查发现，90 岁以上的长寿老人，可能有不同程度的心脑血管疾病、肺部疾病、肾脏疾病，但唯独少见有肝脏疾病的，包括脂肪肝。

## ❧ 肝脏是人体自带的"解毒器"

为什么长寿的人少有肝脏疾病呢？因为肝脏承担着身体的解毒功能。人们总是错误地把泻肚、刮痧当作解毒办法，偏偏忽视了无时无刻不在解毒的肝脏，它是我们身体自带的"解毒器"。而脂肪肝就是肝细胞被脂肪细胞代替，脂肪细胞可是没有解毒功能的，肝脏里面如果都是脂肪，就等于给各种毒素"放行"。

脂肪肝在早期确实没有明显症状，但如果任其发展，持续恶化，就会形成肝纤维化、肝硬化，甚至肝癌，虽然很多人不会发展到这个程度，但是，肝脏代谢一旦出现紊乱，就会成为其他代谢疾病的导火索，首先就是糖尿病。

脂肪肝和糖尿病就像一对孪生兄弟，很多人血糖控制不好，吃各种降糖药也无效，是因为他们只重视血糖，而忽略了脂肪肝。

研究显示，在 2 型糖尿病人群中，脂肪肝的患病率高达 46%。换句话说，几乎每两个糖尿病病人就会有一个出现脂肪肝。

而且，不仅是糖尿病的糖代谢紊乱，脂肪肝还能够合并或加重高血压、冠心病、糖尿病，促进动脉粥样硬化的形成，这是脂肪代谢紊乱。可以说，在能要命的病中，几乎都可以看到脂肪肝的影子。

## 预防脂肪肝不仅是胖子的事

说到这儿，你一定想知道怎么预防和治疗脂肪肝。我们先要知道什么人容易得脂肪肝，可不只是胖子会有脂肪肝。

在我们的认知里，得脂肪肝的都是肥胖、爱喝酒的人。其实，瘦人也会患脂肪肝，特别是喜欢素食，或者长期减肥的人，他们的食物中往往缺少优质蛋白质和脂溶性维生素，导致营养摄入不均，出现蛋白质不足或氨基酸摄入种类不平衡等情况，机体会缺乏某些氨基酸，从而影响肝脏的代谢，也会导致脂肪在肝脏中大量堆积，形成脂肪肝。

此外，还有一些患有溃疡性结肠炎及慢性消耗性疾病的人，比如长期腹泻、有肺结核、长期厌食、吸收不良的人，他们也容易得脂肪肝。因为得这些病的人容易缺乏胆碱、氨基酸或驱脂物质，从而使肝内脂肪堆积，形成脂肪肝。

所以，预防脂肪肝不仅是胖子的事，所有饮食不均衡的人都有患病风险，都需要预防。

## ❦ 日常生活中如何预防脂肪肝？

日常生活中想要预防脂肪肝，首先需要注意饮食。

第一，忌酒。饮酒五年的人，一般都有脂肪肝。

第二，饮食的热量需要控制，特别是晚餐。最简单的办法是，晚餐热量不超过 500 千卡。因为你睡一夜觉，心脏跳动，肺部呼吸，就能消耗 500 千卡左右的热量。

其次，运动是躲不过去的。运动能消耗血糖，使血糖不会剩余太多，也就转化不成脂肪，存不到肝里。那种肚子大、腿很细的人，一般难逃脂肪肝，因为腹部的脂肪直接入血，直接造成脂肪肝和高血脂；而很细的腿说明肌肉少，肌肉是分流血糖、消耗血糖的关键部位，肌肉不发达的人，多吃一点东西血糖就高了，就会转化为脂肪。

所以，也有一些健康专家说，健康的体形应该是"腿粗腰细"，其实强调的就是腿部肌肉多、腹部脂肪少。而这样的体形是靠运动形成的，每天快走或者慢跑 40 分钟最合适。

## ❋有三种药物有助于预防脂肪肝

还有些药物可以帮到你，比如最具有代表性的莱菔子、决明子、荷叶。

莱菔子能消食除胀、降气化痰，决明子能清肝明目、润肠通便，荷叶有减肥降脂的功效。这三种中药，都能使肠道少吸收脂肪，从而起到减肥的效果。患有脂肪肝的人，以及经常便秘的人，都可以用这几种药材代茶饮，每天各 10 克就可以。

图方便，不想自己去配比材料的朋友，也可以直接找一款"决明紫苏清里茶"，里面包含前面提到的莱菔子、决明子、荷叶等药材，能起到相同的效果。

不过，需要注意的一点是，喝茶调理的前提仍旧是控制饮食。如果每天吃得肥甘厚味，总是红烧肉、炸鸡腿，那么吃降脂的药物也无济于事。

# 14 | 小毛病不想去医院？巧用五种神器，做自己的家庭医生

我们都知道，生病了就要去医院看医生，但其实，很多小毛病可以自己解决，至少可以自己发现。今天我就来教大家，如何借助五种神器初步了解自己的身体，做自己的私人定制版"家庭医生"。

## 巧用五种健康神器

### ● 第一种神器：血压计

很多人家里都有血压计，但未必用得对。测量时不能只量一只胳膊，特别是原本就有糖尿病、高血脂，抽烟抽了很多年的人，最好两只胳膊都量，这样得到的结果更准确。

权威的医学杂志《柳叶刀》上刊登过一项研究：双臂收缩压差值 $\geq$ 15mmHg，就表示可能患有血管疾病。糖尿病、高血脂、长期抽烟都是血管疾病的诱因。如果你的左臂收缩压是 140mmHg，右臂收缩压是 120mmHg，相差 > 15mmHg，就意味着你可能有血管堵塞的问题。因为血管堵了，血流不过去，缺血的局部血压才会变低。

● **第二种神器：血糖仪**

大多数糖尿病人的家里都有血糖仪，自己扎一下手指，用试纸测试指尖的血就可以知道血糖的高低。

但并不是只有糖尿病人才需要血糖仪，我建议血糖正常的人也备一个。在中国成为糖尿病第一大国的现在，很多在体检中血糖正常的国人，很可能已经在血糖不正常的边缘了。之所以在检查中他们的血糖正常，是胰岛用尽了力量，分泌出最后的胰岛素才维持住的。这些人有很大的糖尿病的患病风险。

糖尿病的典型症状是"三多一少"，三多是吃得多、喝得多、尿得多，一少是体重减轻。但其实当"三多一少"的症状都出现的时候，已经是糖尿病病情很严重的阶段了，很多并发症已经在发生。

在现代医学不能根治糖尿病的情况下，我们最好定期检测血糖，这样就能尽早发现端倪，越早发现对生活的影响也就越小。

另外，测血糖不能只空腹测。事实上，中国的糖尿病人更容易出问题的是餐后血糖。可能你测空腹血糖是正常的，但餐后血糖却过高，而不管是哪种血糖升高，都是胰岛素功能降低的表现，都要开始干涉了。

● **第三种神器：体重计**

体重计应该是家家都有的，很多人一般会在减肥的时候频繁使用，不减肥的时候就放在那儿不管了。其实，体重计不仅仅是用来看你是不是吃胖了的，还能显示出你的身体状况。

如果你在很短的几天里，体重突然增加，最大的可能是浮肿甚至是腹水，特别是原本就有高血压、肝肾疾病或者肿瘤的病人。

相反，如果你在很短的时间里，体重迅速减轻，最大的可能就是糖尿病。一是因为糖尿病会让人急速消瘦；二是因为高血糖导致的高渗性脱水，排尿过度，失水过多，会使体重降低。

我有个亲戚，一周之内瘦了三四斤，她以为自己得癌了，到医院一查，发现她的血糖很高，而且高出了酮症酸中毒！她的体重就是因为严重缺水而急速降低的，因为她的血糖太高、血太浓了，由此出现了高渗利尿。她这才发现，这几天小便的确很多，身体因为突然失水而重量降低。

你如果是慢性病患者，一定要养成按时量体重的习惯，至少每周一次，每次量的时间和地点都要固定，体重计也不要随便换地方，这样才能看出体重的变化趋势。很多慢性病的病情演变，是可以从体重上看出来的。

### ● 第四种神器：镜子

中医有"舌诊"，自己在家想要观察舌头和舌苔的状态，一定是需要镜子的。舌头是消化道的延续，消化道的情况，甚至全身的情况都可以从舌质上看出来。看舌头之前可以用清水漱口，但不必特意刷牙刮舌苔，这样观察的时候更自然。

先说舌头，舌头的颜色淡，多是虚；颜色深，多是瘀。舌头很胖，边上有齿痕，多是脾气虚；舌头很瘦，而且干燥少津液，多是阴虚；舌头含水量多，甚至水滑，多是阳虚。

再说舌苔，正常的舌苔是薄白的。舌苔腻说明有湿气，舌苔黄说明有热；白腻是寒湿，黄腻是湿热。

秋天需要多进补，但在吃补药前一定要搞清楚自己有没有"虚不受补"的问题。如果你的舌苔发腻，那可能是有痰湿，最好不吃补血养阴的药，饮食也要清淡。如果你的舌头很瘦、颜色很红，就是阴虚，那就不能补气，即便你有气虚的问题非补不可，也要气阴双补，或者只用不上火的太子参和沙参。如果你的舌质色暗，那可能是有瘀血，问题容易出在心脑血管上，如果你还年过五十了，那最好用阿司匹林或者三七粉预防血栓发生，同时也要更加关照自己的心脏。

### ● 第五种神器：人体解剖图

我跟身边的人都说，家里应该有两张图，一张是地图，想去哪儿先看看地理位置；另一张是解剖图，可以帮助你了解身体上的各个器官到底长在哪儿。

之前有个朋友，大便总是解不干净，医生开了胃镜、肠镜，但还没等做，症状就加重了，小便的不适越加明显，尿意频繁但每次都没多少。我听闻之后马上让她去做个腹部 B 超，结果发现，在她的肠道和膀胱之间有个占位病变，继续查，发现是卵巢肿瘤。

她如果稍微有点人体解剖学知识，就该知道：大便和小便走的是不同的通路，肠道和膀胱，就算有病，也不会互相影响，能同时殃及二者的，一定是肠道和膀胱之间的问题，那里就是子宫、卵巢等附件。

她已经 50 多岁，到了该警惕卵巢肿瘤的时候。如果对人体有所了解，她之前提供给医生的症状信息也会全面一些，可能就会少走许多诊断过程的弯路。

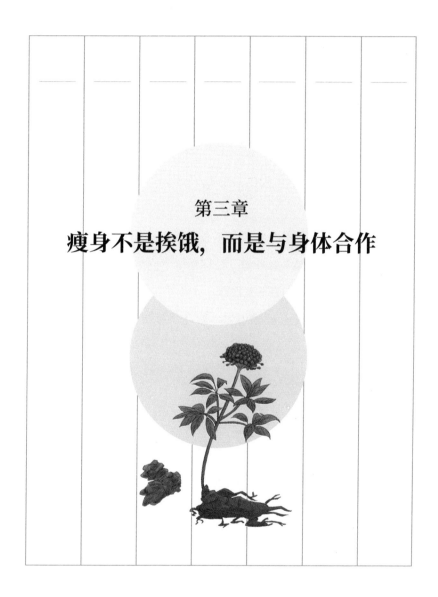

第三章

# 瘦身不是挨饿，而是与身体合作

# 1 减肥，是先运动还是先节食？
弄懂顺序的人，普遍都瘦了！

减肥是现代社会一个热度经久不衰的话题。为了变瘦、变美、变健康，很多人都在与肥胖斗智斗勇，他们尝试了网络上流行的各种不同的减肥方法，但是效果却普遍不太理想。

其实，减肥没有什么捷径可走，始终只有两个办法，一个是少吃，另一个就是多动。

## ♣ 少吃和多动哪个更重要呢？

如果非要说出先后顺序，我的建议是先少吃，特别是体重很重的人，因为带着这么重的体重去运动，就算最终有减肥效果，在减肥过程中也是很危险的。

之所以这么说，是因为人在变胖的过程中，心脏最受累，心功能不会随着体重升高而迅速增强，此时心脏与身体的状态，其实相当于"一匹小马在拉大车"。也就是说，如果把心脏看成一个 1.6T 排量的发动机，原本是用来适配一辆小型车的，但身体发胖之后，相当于车型由小型变为中型或是大型了，这时 1.6T 的发动机再想驱动这么大的车就比较困难，所以体重重、身体肥胖的人常常有心慌、大汗淋漓、经常喘不上气来的表现。

这种情况下，如果还去运动，小马与大车之间的反差就会更大，不仅心脏负荷加大，而且严重时可能危及生命。所以，特别胖的人通过运动减肥是很危险的，管住嘴比迈开腿更适合他们。为此，他们先要节食一段时间，把体重降到一定水平再去运动。

## ❌ 怎么管住嘴呢？

最常用也是比较容易接受的办法是一周两天低热量饮食，也就是一周有两天，吃的食物总热量不能超过 600 千卡，余下的五天，可以相对宽松地吃。

那么 600 千卡能吃些什么呢？可以是两个鸡蛋、半袋脱脂牛奶，搭配半斤以下的蔬菜和 25 克也就是半两的主食。这些食物最好分配在一日三餐中吃，可以避免某一顿没吃而饥肠辘辘，更便于每周两天的坚持。

北京协和医院营养科有位医生，曾经按这个吃法，半年减了 55 斤。平均下来，每周可以减 2 斤。虽然一周 2 斤可能不算什么，但关键是能一直保持减重的效果，这其实才是减肥中最为难得的地方。

## ❌ 运动减肥的价值是什么？

说完了少吃，再来说说多动。减肥中的多动，指的是增加运动。运动与节食相比，减肥的效果虽然不是很明显，但是这不代表就可以舍弃运动。因为运动具有节食替代不了的作用，它不仅能给减肥效果加磅，而且最为关键的是能就此降低你以后发胖的可能。

之所以这么说，是因为运动会增加肌肉的体量和质量。我们的肌肉中分布着很多线粒体，线粒体是脂肪的燃烧场，肌肉越发达的人，越不怕冷，也越不容易发胖。因为脂肪在线粒体里被转化为了热量，运动减肥的价值就在这里，不只是消耗脂肪，还减少了以后脂肪蓄积的可能。这一点，通过饿肚子是无法达到的，所以运动减肥比节食减肥更积极。

## ❧ 及时减肥给心脏减负

不过，日常生活中特别胖的人毕竟是少数，之所以特别强调这一点，其实是想告诉大家，做任何运动都要考虑心脏的负荷能力，否则就会事与愿违，甚至引发悲剧。因为，一个人就算不是大胖子，如果总不运动，心脏功能也早就降低了，而这样的人突然运动，或者突然加大运动量，对心脏来说，是一个很大的考验。

再退一步说，即便不运动、身材也不肥胖，如果经常熬夜、加班，心功能也会因为过劳而受到影响。因为，心脏是全身最辛苦的器官，它不像我们的其他器官，比如，胃肠在三餐之间还有个休息的机会，肾脏在排尿期间也能暂停工作，唯独心脏，小到一天 24 小时，大到一年、一生都不能休息。

唯一可以喘口气的时间是在夜间睡眠时，通过减慢心率和降低泵血强度来稍微缓缓。你如果熬夜工作或者追剧，就会剥夺心脏唯一可以

"喘息"的机会。此时，即便在夜间，只要大脑还在工作，心脏就要持续给大脑供血。我们时常听到的猝死新闻，其实就是心脏累趴了的结果。

## ✖ 如何帮心脏分担它的工作量？

除了及时减肥给心脏减负，在减肥过程中，或者是熬夜之后，最好再给心脏找个帮手，分担一下它的工作量。这个帮手该怎么找呢？

中医里，能承担此重任的就是位列中医补气药之首的人参。这里可能有的朋友会说，家里有一些补气的黄芪，是不是也能拿来用呢？

黄芪和人参虽然同有补气效果，但两者的归经却有所不同。中医认为，人参入心经，黄芪入肺、脾经，所以只有人参可以直接给心脏供能。

很多人熬夜失眠后心慌，就是心脏顶不住劲的警报，这时可以用人参或者西洋参泡茶急救一下。西洋参没有人参力量大，但好处是不上火，因为西洋参是参类中唯一不上火的参。具体用量上，西洋参或者人参，每人每天可以用 5 ~ 10 克。

其实，人参不仅能分担心脏负担，还能提升身体代谢率。这刚好符合胖人的需求，因为胖人多是因为身体代谢率低或者代谢不抵摄入的热量才发胖的。人参对他们来说，在护心的同时还有减肥效果。除了人参，很多用了人参的健脾药，比如参苓白术丸，都有减肥的效果。

# 2 | 吃东西管不住嘴是"胃喜为补"？
一招帮你控制食欲不长膘

现代人都有肥胖的风险，因为食物太丰富了，每种食物少吃一点，总热量也可能超标。更加糟糕的是，有的人总觉得饿，食欲特好，见到什么都馋，这种人想减肥或者保持体重就难上加难了。

但中医确实有"胃喜为补"的说法，意思是说，人体乐于接纳的食物，正是脾胃所喜欢的，可以起到调补作用。

## ✗ 怎么判断你想吃东西时，是饿了还是馋了？

饿难道不是身体所需吗？并不是，你的饿可能是心理所需，而非身体所需。

饥饿是身体缺乏能量最本能的表现，但是，很多人吃得多，不是因为饿而是因为馋。饿是身体有所需，馋则是心理有所需，特别是当你有非吃什么不可的冲动时，大多不是身体真的缺少了，而是眼馋了，甚至是焦虑了。

怎么判断你想吃东西时，是饿了还是馋了？主要看你想吃的是什么。一般来说，人饥饿到极致时，最想吃的不是大鱼大肉，而是粮食，想吃粮食的念头和我们戒不掉甜食一样，是身体最基础的本能。

因为生命是必须靠能量维护的。食物中的三大营养物质分别是碳水化合物、脂肪和蛋白质，这三大物质在转化为能量时，碳水化合物是转化得最快的。我们平时吃的粮食和糖的主要成分就是碳水化合物。

在人类进化的过程中，身体为了最快地获取能量，进化出了对甜味的钟爱，这种钟爱远远超过其他味道和食物，因为糖能直接转化为能量，而粮食的主要成分是多糖，吃进去后会马上转为糖。特别是大脑，大脑只接受碳水化合物的供能。所以，饥饿的时候身体会本能地先选择粮食。

如果你饿得想吃馒头了，觉得大米饭特别香，基本上可以判断你是真的饿了。但如果你是想吃一种味道很重的食物，比如口水虾或者红烧肉，那大多不是饿，而是馋，甚至不是身体反应而是心理反应。

## ✖ 心火盛会导致食欲亢奋

疫情期间，我一个同事在家隔离得实在无聊了，有一天，特别想吃稻香村的蒜肠，而且急迫到马上就要吃，甚至到了不吃就待不下去、浑身不舒服的程度，于是马上下楼去买，没到家就吃完了，也就踏实了。

这种情形就是典型的心理所需，甚至是一种焦虑。只不过别人的焦虑表现为坐立不安，非要马上知道结果，而她的焦虑表现为非要马上吃某种食物。这在中医就是心火盛，而不是胃的问题。治疗这种心火盛导致的食欲亢奋，我之前也讲过，是要用牛黄清心丸这样清心火的药物的，这也是中医用苦味药的作用所在。

很多人知道，苦是可以去火的。其实，这也是进化出来的结果。苦味的形成，是先人吃了伤身甚至致命的东西后留下的心理印记，为了避免再次误食这种有毒食物，身体进化出了苦的味觉。人们对苦是本能抵触的，通过这种抵触，最大限度地远离有毒的东西，借助的就是苦味对欲望的压制和打击。苦味能去火也是同样的原理。

## 如何控制心火盛带来的食欲？

有句古语，"食色，性也"。虽然说这话的古人不是医生，也不是生物学家，但这句话却高度概括了生物的本能。任何生物在生存的过程中都只有两件大事：一件是自己活下去，一件是让后代活下去。食欲保证了前者，性欲保证了后者。所以，食欲、性欲是最基础的欲望。

但是，食欲、性欲过高，都会伤身。为了控制它们，中医就要开出苦味的药物。比如黄连、竹叶、莲子心，它们都是苦味的，重在清心火，遏制包括馋在内的过高的食欲；知母、黄檗也是苦味的，重在清泻肾经虚火，遏制性欲冲动。中成药"知柏地黄丸"，就是在六味地黄丸的基础上加了黄檗、知母两味药，同样有清泻肾经虚火的效果。

但是，有一点需要注意，无论是清心火的牛黄清心丸，还是清肾经虚火的知柏地黄丸，都要见好就收，不能久服。因为欲望是生命之必需，没有欲望的生命是没有活力的，只有过亢的欲望才需要抑制，苦味药物的作用就在这里。

# 3 一饿就想发脾气？这个身体信号 需要注意

我们周围会有这样一种人，特别不经饿，一饿就发脾气，稍微晚点吃饭就会坚持不住。有人觉得这很正常，饿了当然情绪不好。但是这里面其实暗藏着身体健康的奥秘。

之所以一饿就发脾气，是因为大脑比胃肠饿得更厉害。对饥饿更敏感，因饥饿而发脾气或者情绪低落乃至精神不集中，是大脑能量不足的表现，而导致这个不足的，不是缺少鱼肉蛋奶，而是缺少粮食。

## 为什么饮食中缺乏碳水化合物，情绪会变坏？

我们身体的所有功能活动，都必须有能量的支持，能量对大脑来说尤其重要。因为大脑是我们身体中的耗能大户，虽然大脑只占全身体重的 2%，但能耗却占 25%。所以，一旦处于饥饿状态，大脑的反应远远超过身体，思维能力就会下降，特别是在你之前的饮食中缺少粮食，也就是碳水化合物的情况下，这种不良反应会更严重。因为大脑只接受来自碳水化合物的供能。

因为大脑是全身最精密的器官，不可能允许能量供应的同时产生更多其他物质，而我们吃的蛋白质、脂肪、碳水化合物中，碳水化合物分解后的成分是最简单的，就是二氧化碳和水，二氧化碳随着呼吸就出去了，水可以尿出去，而其他营养物质的代谢相比之下比较复杂，比如蛋白质，代谢的时候会有氨、氮产生。所以，大脑在进化过程中，为了保证自己的清洁，就进化出了只接受碳水化合物供能的装置。

如果你的饮食中缺乏碳水化合物，虽然身体吃饱了，但是大脑其实是饿着的，这就是为什么很多人在减肥的过程中，情绪会变坏，思维能力会下降。特别是当他们用高蛋白甚至高脂肪来代替碳水化合物时，所谓减"碳水"，无"碳水"时，这种状况会更严重。因为蛋白质确实增加了肌肉，增加了脂肪消耗，但是，没有办法给大脑供能，情绪变坏就是大脑缺乏能量的表现。

同样地，很多人早餐只吃鸡蛋、牛奶、火腿，还有蔬菜、水果，唯独不吃主食，这种情况下，他的大脑是饥饿的，唯一获得的能量是来自这些食物中少量的一点糖分，这样的一个上午，自然会出现精神不集中的问题。

## ❧ 为什么有的人一饿就发脾气？

为什么同样是饥饿，别人就可以稍微忍忍，也不会发脾气，但有些人却忍不了？因为从中医角度讲，这种人多是脾虚的。

中医的脾是主运化的，既能把营养物质推到大脑，也能及时清理垃圾。同样是碳水化合物，虽然吃得少，但不脾虚的人可以将吃进去的能量最大化吸收，所以相对会耐饿。而脾虚的人，就算碳水化合物吃得不少，但缺少吸收运化的能力，大脑也还是饿着的。如果你恰恰是脾虚的人，又没有吃足够的粮食，自然很容易饿得头脑不清、脾气暴躁了。

就是因为这个，中医经典《黄帝内经》中把"五谷为养"放在第一位，将五谷作为每天营养的基础，占的比例最大。一是因为中国人的脑容量相对来说比较高，中国人动脑优于动身，所以，必须用五谷作为能量供应。二是，五谷都是入脾经的，本身就有健脾效果，粮食就可以很好地健脾。

## 🍂脾虚胃不好，应该怎么调理？

如果脾虚胃不好，应该怎么调理？这个问题很宽泛，但其实最简单的一个办法，就是在日常饮食中养成好习惯，而且要坚持，因为体质的调养不是一朝一夕的事情。

比如，你可以每天用五谷做饭熬粥。再比如，我们平时喝茶，之前也多次讲过，可以用麦芽、稻芽、谷芽这类食物泡茶，因为这三味药材，也可以说是食材，一直被历代中医用在健脾药方中。

我有一个亲戚，现在已经90多岁了，身体还很硬朗。她自己有个养生小秘诀，就是每天早晚都会喝一碗小米粥。她的长寿原因有很多，但是长期喝粮食类的粥起到的健脾作用是不能忽视的。

# 4 | 想减肥要泻肚？错！这个时候需要进补

"感觉身体被掏空"，这是现代人经常会用的一句话。虽然这是一句玩笑话，但是如果身体真的出现了经常感觉很虚弱，总是疲惫乏力，好像身体真的被掏空了的情况，这就不是玩笑了，说明你的身体出现问题了，体虚了。

## ❧ 为什么我们每天没少吃好的，没少补营养，还是这么虚？

一个原因是发达的机械化使身体没有了用武之地，体力、体质随之用尽废退。另一个原因就是现代人的"心"很重，我们受到的诱惑多，欲望也多，心中的杂念对身体就形成了一种持续的克伐，久而久之，身体必然变虚。

凡此种种，都会导致人越来越虚。不只虚，而且会胖。肥胖就是体虚造成的，而且是肾虚，所以现在很多白领会"过劳肥"。

肥胖往往会发生在人生的两头，要么是孩童时期，要么是中年以后。为什么呢？这是因为肾虚的时候，特别是肾阳不足时，全身的"火力"不够，不能消化营养，也不能燃烧脂肪。

孩子在七八岁之前都有"婴儿肥"，胖嘟嘟的，一开始长个子就瘦了，五官也就有了成人的样子。其实，并不是长个儿把身体拉长了，而是开始长个子，正是人体肾阳开始充足的时候，"火力"逐渐壮了，有能力燃烧脂肪了，"婴儿肥"也就被消耗掉了。

四十几岁时，人大多会有不同程度的发胖，因为这个时候肾阳开始衰退了。中医讲"人过四十，阳气自半"，意思就是人过了40岁之后，"火力"差了，身体里脂肪的燃烧场逐渐缩小，发胖是必然趋势。

## ❧ 如何防止脂肪沉积在体内？

要想不胖，除非使衰老的进程减慢，而减慢衰老肯定不能用"去火"药，而是要用性质与之完全相反的，能"上火"的补肾药，这才有可能增加燃烧脂肪的"火力"。

研究者发现，无论是原发性的肥胖还是继发性的肥胖，都会使下丘脑、垂体、肾上腺、甲状腺、胰岛的内分泌功能下降，肾阳虚的人出现的情况与此非常一致。而这类功能下降会直接导致脂肪代谢变慢，使脂肪沉积在体内。

为了减肥，很多人会节食。其实，对那种喝口凉水都长肉的胖人来说，光靠为难自己的嘴是不够的，他们要把这种胖当病来治，要补肾，补"火力"，才能减肥成功。这也是减肥不能靠泻肚而要靠补肾的原因。

## ✘ 如何判断自己是否适合补肾减肥？

判断一个人适不适合用补肾药减肥，除了要量体重，还要看腰围。如果腰围超标得厉害，出现了"梨形"身材，又不是贪吃造成的，就可以试试补肾药，比如"金匮肾气丸""补肾益寿丸"。

需要注意的是，补肾药的热性一般都很大，吃起来会有"上火"的感觉，会觉得口干舌燥，想喝水，那是人体代谢在增强的标志。如果真是肾虚明显，这些别人吃了会上火的药，他们就会"无动于衷"，因为他们太缺火，急需上火呢。

服用补肾益寿丸的过程中你会发现，除了怕冷等肾虚表现改善，人好像也瘦了。其实不是瘦，是燃烧掉了多余的脂肪，打掉了"注水肉"中的"水"，使身体变得结实紧致了，从老态变得年轻，有点返老还童的意思。

# 5 | 有一种中成药，可以治你的"过劳肥"

现在有一种胖，叫"过劳肥"。因为这种胖，是随着忙碌开始和加重的。工作越忙，身体越累，压力越大，人就越胖。

对于这种情况，有人觉得是自己管不住嘴的结果，不能算病；也有人觉得，管不住嘴就不正常，因为他们吃东西不是因为饿，而是一种惯性。

除了"过劳肥"，我们还见到一些失恋或者离婚后暴肥的人，他们之所以突然发胖，也是因为亢奋的食欲。

## 为何会发生"过劳肥"？

"过劳肥"和"失恋肥"的人有个共同的特点：吃起东西来根本停不下来。要么是一定要每顿饭吃到撑，要么是零食不离手，虽然事后后悔，但每次都管不住嘴。

为什么会出现这样的情况？因为这种食欲的产生，不是源于饿，而是心理压力导致。

人之所以有压力，是因为要达到一个目的，一旦这个目的超过自己的能力，人就会寻找新的宣泄途径，这时，食物就成了减压的工具。很多人一边写东西或者做 PPT（图形演示文稿），必须一边吃零食。电视剧《甄嬛传》的导演，每次导戏的时候必须吃瓜子，一刻也不能停。他这种情况绝对不是饿，而是精神太集中，才本能地寻找发泄的地方。

这种情况，在中医属于心火盛。如果你是这种情况引起的肥胖，那就需要清清"心火"了。这种人除了暴饮暴食，还会有失眠、梦多、睡眠质量下降的问题，如果睡不着，很可能又多了吃的机会，由此进入恶性循环……这都是"心火"所致。

## ❌该如何去"心火"？

一个简单的中成药可以帮你平息心理之乱，就是"牛黄清心丸"。

牛黄清心丸里面没有大黄，不是泻药，所以不要理解为它是通过通便来减肥的。它含有黄连等药物，可以入心经，不仅能使烦乱的心绪平静下来，还可以平息暴饮暴食的欲望，让你从管住嘴的角度减去"过劳肥"和"失恋肥"。

据说牛黄清心丸在韩国很受欢迎，甚至是韩国人的日常保养药。这也合理，因为社会压力大，人们普遍目标高、欲望多。中医讲"气有余，便是火"，"气"是正常的功能，"火"是多余出的功能，而"心火盛"更是劳心者、欲望过多过高的人、失意者最容易出现的问题。心烦对这些人来说是常事，如果他们能经常清清"心火"，就等于减少了对身体的伤害和消耗，效果也自然等同于保养了。

最后需要注意，牛黄清心丸作为减肥药是有一定适应证的，一般需要具备两点，一是心烦，二是舌尖很红，如果这两个症状出现在夏天，就更适合了。因为夏天心火盛，本身就需要清心，你可以每天吃一丸牛黄清心丸，如果感到心烦减轻，强迫性的进食有所好转，就意味着心火减轻，可以停药了。

佟彤｜养生小妙招

　　什么时候心火会盛到需要用去火药来清呢？就是压力太大，自觉心力交瘁的时候。白天心烦，晚上失眠，舌尖很红，甚至舌尖上长口疮，同时小便黄，甚至泌尿系统感染，这些症状要是出现，那就是"心火燎原"了。

　　如果一个人原本有心脑血管病的基础，那么心火过旺、压力过大是可能诱发中风的，特别是在夏天，因为中医讲，夏季是心所主的。所以，对这类人来说，牛黄清心丸才是他们预防中风的药物。

# 6 | 超重和肥胖都是吃得太好惹的祸？
当心！重压之下也会发胖

大学毕业几年后同学聚会，很多人都会发现这样一种现象：所有人都不同程度地胖了！甚至那些上学时干瘦干瘦的人，上班没几年后，也变成了大胖子。如果问他们变胖的原因，理由大多是：上班太累了！

## ✿ 为什么重压之下会发胖？

俗话明明说"心宽体胖"，为什么上班比上学累，反而变胖了呢？

这是因为压力启动了我们身体里一种叫作"胰岛素抵抗"的机能。之所以会启动这种机能，与人的本能有关，因为当我们遇到压力时，首先要想办法摆脱，这其实就是人的本能，就像远古时期我们的先人遇到老虎要想法逃命一样。

现代社会里，这只老虎就是当前最常见的压力。人在压力大时，大脑会高度紧张地想对策，此时身体为了满足大脑所需的能量，就会关闭身体其他分流血糖的"大门"，把血糖集中供应给大脑，以此保证对大脑的能量"特供"。

但是，大脑处理压力时，不是每次都能把供应的血糖用完，所以用不完的糖分就被剩在了血液中。如果压力频繁袭来，胰岛素抵抗的"大门"又一直关着，血液里的糖分就会越剩越多，而这些多出来的糖消耗不掉，就会逐渐转化为脂肪，人就是这样被"压"胖的。

可能有人会说，要说压力大，上学的时候压力也大啊，为什么上学时我没变胖，现在就胖了呢？

之所以如此，是因为上学时我们有时间也有精力去运动。在运动的过程中，肌肉会从血液中分流走血糖，而且运动时的大脑也处于一种放松状态。所以就算上学时你吃得再多，也很难发胖。

人在压力大时，确实会吃更多的东西，因为吃东西是最有效的减压方式之一。如果从中医角度讲，凡是劳心太多的人，难免有心火盛的问题，而心火盛的一个典型症状就是控制不住嘴，下意识地要吃东西。只不过，这些人可能根本感觉不到食物的香味，而只是受一种进食的惯性驱使，不仅自己无法控制，而且越忙、压力越大，就越能吃。

## 🌿 要想管住嘴，需要去心火

还有一些人的暴肥，发生在失恋、离婚之后，因为感情失意、心情郁闷，想给情绪找个出口，所以吃东西就成了他们的解压方式。但是，也有一些人并没有确切的原因，却时时坐卧不宁、惶惶不安，尤其是在空闲的时候，这是为什么呢？

这其实是缺乏"存在感"的一种表现。每个人都渴望"被需要"，都希望别人重视自己的存在。因为人是社会动物，"存在感"是精神的基础需求，就像吃饭是身体的基础需求一样，所以一旦真正地忙碌起来，人反倒不会想吃东西，有些人甚至还可能不觉得饿了。

究其原因，就是人在忙碌的状态里得到了"存在感"，这时人的焦虑感没有了，因为焦虑而增长的亢奋食欲也就不存在了。从某个角度来说，很多人上班，不是因为要挣那份钱，而是想获得工作中被人需要的存在感、满足感。

从中医讲，这些人要想管住嘴，需要去心火。东汉就有的名方——黄连阿胶汤，用黄连去心火，用阿胶补阴血，治疗的是"心中烦，不得卧"，即焦虑以及焦虑引起的失眠。和这个药物有相同医理的中成药，就是药店里可以买到的牛黄清心丸。

临床上，牛黄清心丸主要用于治疗"烦热神昏，谵语抽搐"，这些病在中医看来都是心火所致，和前面说到的"停不下嘴"是同一个中医病因，都可以通过清心火达到降低亢奋食欲的作用。

不过，在日常生活中，嘴停不下来的人很少达到强迫性吃东西的程度，这时用牛黄清心丸有些用力过猛，不妨用一些有相同医理的食疗方来去心火。

## ❀去心火的小建议

去心火的食疗方要用到哪些食物呢？具体来说，在焦虑或压力大时，可以常用莲子心、竹叶卷心、小麦胚芽等泡水喝，因为中药的心、芽都是入心经，能去心火的，而且它们又都是药食同源之品，既有清心火的效果，又比黄连、牛黄清心丸清心火的力量弱，日常用起来更安全。

与此同时，饮食上也要特别注意减少高糖食物。这里的高糖食物既包括白糖，也包括精细的粮食和鲜榨的果汁。对此，我给大家简单罗列了以下六个在日常生活中的小建议：

1. 尽量不在咖啡、牛奶中添加白糖、冰糖、红糖这类精制糖，因为它们会直接升高血糖，你的一次"头脑风暴"未必能全部消耗掉。

2. 多吃没有精细加工的食物，最好是全麦、全谷物类的食物。另外，水果尽量不要榨成果汁，因为膳食纤维素的存在会减少身体对糖分的吸收。

3. 蒸白米饭时，最好加点麦片、小米、藜麦之类的粗粮、杂粮，这样做会减慢或减少身体对糖分的吸收。

4. 饮食要营养均衡，如果食物中蛋白质很多，就要注意多吃新鲜蔬菜，甚至要用蔬菜代替一部分蛋白质，因为蔬菜的热量比高蛋白质食物低得多。

5. 每天抽出 40 分钟运动，快走、慢跑都可以。一是因为运动能分流血糖，使血糖不会积蓄太多而转化为脂肪；二是因为运动时大脑是放松的，也能有效改善"胰岛素抵抗"。

6. 年过四十的高度脑力工作者，如果已经发胖，就要比其他人更加注意提防糖尿病的发生。

# 7 | 容易胖肿、肚皮松软怎么办？
## 消肿有妙招！

很多人容易水肿，特别是女性，虽然并没有明确的心肾疾病，但脸上、腿上时常会胖肿。对此，有些人觉得无所谓，反正没什么大毛病。但也有人觉得，胖肿难看、难受，想消肿，但时常无效。

### ✿ "黄芪肚" 的人更容易水肿

这些容易水肿的人，应该观察一下自己的肚子，是不是有"黄芪肚"的症状。

什么是"黄芪肚"呢？它的特点是肚子大，或者虽然大得不明显，但肚皮质地松软。同样是腹围大，有的人会很紧实，甚至按的时候会有痛感。但这种"黄芪肚"的人，肚子是松软的，像棉花做的枕头，按着不疼，而且因为脂肪堆积，肚脐会深陷在过多的脂肪中。

有这种"黄芪肚"的人，大便多是不成形的，或者是最初成形，往后就变成溏稀了。而且，在同样的天气情况下，他们更容易感冒、过敏，产生无原因的水肿，特别是女性，下午站久了之后，很容易会腿肿、脚肿，这种人，在中医就会被辨证为"黄芪体质"。

## ✿ 为什么会出现"黄芪肚"这样的体质呢？

主要是因为气虚导致了一系列问题。中医的脾是主肌肉的，脾气虚的人，肌肉会出现种种无力。"黄芪肚"就是腹部肌肉缺少而且无力的结果，大便不成形则是肠道肌肉无力，不能对食物残渣"塑形"。

至于水肿，也和肌肉有关。我们人体的血液在回流的过程中，肌肉的弹性很重要，弹性好的可以帮助挤压血液，加快回流；肌肉少，弹性差，血液的回流也差。这些因为肌肉弹性差而没及时回流的血液，受地心引力影响，会停留在身体的下垂部位，血液中的水分就渗透到组织中，这样就造成了腿肿、脚肿。

所以，这种气虚的人即便没有心肾疾病，光是肌肉无力一项，也足以使他们出现水肿。

## ✿ 怎么才能治疗这样的胖肿和"黄芪肚"呢？

西医把这种水肿称为"生理性的水肿"，不是病，自然也就无药可治了，但是中医可以治疗。既然是"黄芪肚"的人出现了这些问题，治疗药物自然首选黄芪，黄芪通过健脾可以改善肌肉状况，从而增加脂肪的消耗。从这个角度上说，首先，黄芪是这类体质的人的减肥药；其次，黄芪有很好的消肿利水作用。

中医有个名方——"防己黄芪汤"，是张仲景《金匮要略》中的方子，组方很简单，黄芪、白术、防己、甘草、生姜、大枣，治疗各种原因导致的水肿。对"黄芪肚"的人来说，他们毕竟不是生病，只不过是病理体质在作怪，所以不必用全方，只需用黄芪就可以。

你每天可以用 10 克生黄芪，配上红豆、薏米、冬瓜这些我们平时用于利水渗湿的食物。或者图方便，你可以直接用现成的红豆薏米芡实茶，这种茶将利水化湿同时又是药食同源的食材集中在了一起。

用红豆薏米芡实茶和 10 克生黄芪相配，前者可以沥掉水液，后者可以蒸化水液。每天用 10 克生黄芪配上 2 ~ 3 袋红豆薏米芡实茶，这种药茶的价值，不仅是消肿，更能缩小你的"黄芪肚"。从这个意义上说，这也是黄芪体质的人最好的减肥药了。

# 8 | 想减肥瘦腰？一千八百年前的中医古籍里藏了一张名方

减肥是现代人的追求，中国古代可是很少有胖子的，早在一千八百年前的汉代，已经有一张减肥名方了。

有人不信，那时候没那么多好吃的，哪有减肥的讲究？也有人觉得，中医能治疗很多没有见过的病，减肥更不是问题了。

## ❦ "超前"的减肥方专治腰身胖、腹部松垮

的确有这样一张方子，它就在张仲景的《金匮要略》里，而且这张方子很简单，只有四味药，如果你现在去药店买，估计每服药的价格不超过十元钱。

这个方子最初的确不是给胖子准备的，因为那个时候，中国很少有肥胖的人，但当时有些病和现在人的肥胖起因是一致的，所以就有了这张"超前"的减肥方。时至今日，真能从根本上减肥的中医方法，都会遵循这张方子的治疗主旨。

这张方子叫"肾著汤"，一共四味药，白术、茯苓、干姜、甘草，治疗的病症也记载得很详细："其人身体重，腰中冷，如坐水中，形如水

状，反不渴，小便自利，饮食如故，病属下焦，身劳汗出，衣里冷湿，久久得之，腰以下冷痛，腹重如带五千钱。"

翻译成现在的话就是，腰身很胖，腰部松垮的肉像挂着五千铜钱一样沉重，腰以下发冷，不喜欢喝水，小便频多。之所以如此，是因为脾虚不能运化水，水留在体内，导致身体里有了"注水肉"而又胖又重又冷，症结在脾，所以用了四味健脾的药。

## ❀脾虚的人更容易"湿胖"

这个方子到了后世，才被医生们纷纷用来治疗肥胖。因为现在的胖子，不是多了肉，而是多了水，用西医的话讲是水液代谢不良了。在中医里，影响水代谢的就是脾。

因为中医的脾是身体里的"物流"和"快递"，食物、水的吸收运输都是这个"快递"负责的。如果脾虚，就会直接导致营养的消化吸收不好，要么因为难以吸收而吃什么也不胖，要么因为代谢缓慢而什么都不吃，仍旧胖。

什么都不吃仍旧胖的这种人，身体里水的运化也往往有问题，正好和"肾著汤"治疗的主症吻合：身体胖重不想喝水，喝了就小便。中医有经验总结说，"十个胖子九个虚"，这个虚就是脾虚，这个胖也是因为脾虚导致的"湿胖"。

## ✖湿胖的人如何健脾减肥？

可以尝试"肾著汤"。"肾著汤"中的茯苓和白术是健脾的药，其中茯苓的用量是白术的一倍，是全方中用量最大的，是要通过茯苓的利湿效果帮身体"排水"。

"肾著汤"中含有干姜，干姜就是生姜晒干而成，它的热性比生姜高很多。因为这种人虽然胖，但火力并不足，他们的胖就是由脂肪燃烧不足引起的，也因为火力不足才会不想喝水，喝了就小便。干姜能让他们上火，加快脂肪的燃烧和水液的代谢。

形象一点来说，这些药物是通过把湿胖人体内多余的水"排干"，把脂肪耗掉，从而达到减肥的效果。所以，除了体重减轻，人会感觉紧致了很多，有瘦腰的效果。

遗憾的是，这个方子没有对应的中成药，比较近似的是"参苓白术丸"。有一种"红豆薏米八珍丸"也是遵循此方的意思设置的，都是要借大家吃零食的空，增加脾气的"快递"能力，将体内臃肿的水和脂肪尽快代谢出去。

# 9 | 葛根能丰胸？错！它只是能细腰

有一种既是药又能在超市买到的食物，一直被女人认定能丰胸，就是葛根。在南方的超市里，它通常和土豆、萝卜摆在一起卖，这么普通的食材真的能丰胸吗？

有人觉得，葛根能丰胸这个说法流传很广，肯定不是空穴来风；也有人觉得，葛根就是一味普通的消暑健脾的中药，丰胸的说法是谬论。

## 🍃 葛根究竟能不能丰胸？

在这里我要告诉你，葛根能丰胸的说法是错的。葛根对身材的改变并不是通过丰胸。任何有丰胸作用的药物都有危险，因为不影响雌激素分泌就不可能有丰胸的效果，而如果用药物干涉雌激素的分泌是会导致乳腺癌的。

更何况，中国传统文化向来含蓄，提倡的是裹脚束胸，丰胸这个现代人的追求是不能求助于中医中药的，那无异于缘木求鱼。不过，葛根确实有美体效果，它的作用是细腰。

## ✖ 葛根是怎么使腰变细的呢？

增肌。葛根是入脾经的，中医的脾主肌肉，入脾经的葛根，第一个作用是可以强化肌肉的力量，加强紧致度。很多人的臃肿腰部是因为肌肉无力约束，葛根让腰部的肌肉有力，臃肿的腰身就这样变细了，腰肢纤细后，胸围和腰围差得多了，才有了所谓的丰胸效果。

葛根的第二个作用是减肥！它的这个作用，是通过增加脂肪燃烧场的办法实现的。我们吃进去的食物，经过消化吸收，要在线粒体中转化为能量。线粒体最多的部位就是肌肉。如果你过瘦，瘦肉、肥肉都没有，或者过胖，脂肪代替了肌肉，线粒体都会不足，吃进去的东西缺少可以燃烧的地方，燃烧不完就变成了脂肪，所以稍微多吃点就会变成胖子。因此，要想减肥，必须增肌，这比单纯的减脂更重要。

## ✖ 要想达到凹凸有致的效果，必须用到葛根

肌肉的量和质增加了，各种肌肉不足的问题就都可以避免，包括脸部"苹果肌"下垂导致的"苦瓜脸"，身上肌肉无力导致的腰围臃肿、平胸垂臀——这些不是单靠减脂就可以避免的，就算你单纯地减脂成功了，如果肌肉没有改善，你的三围也不过是等比例地变小，难听一点说，就是身材从一个粗的水桶变成一个细的水桶。要想达到凹凸有致的效果，必须用到葛根。

很多人去日本的时候都会从药妆店里买葛根汤。葛根汤其实是流传两千多年的中医名方。它可以治疗感冒或者颈椎病引起的颈部、肩膀、

后背的肌肉僵硬、酸痛，就是因为葛根能对肌肉的状态进行改善，这和葛根能细腰、塑形是同一个原理。

你不必非去日本买葛根汤，中国就有葛根做成的中成药"愈风宁心丸"，它也可以活用到帮你增肌纤体上。除了药物，你如果在超市里能买到新鲜的葛根，就可以像萝卜一样买来和排骨、鸡鸭一起炖汤，因为是新鲜的，所以量可以大一些，一个人一天吃进去半斤新鲜的葛根都没什么问题。

如果买不到新鲜的，就从药店、超市里买葛根或者葛根粉。可以像藕粉一样冲调，加蜂蜜或者糖，就是一个不错的甜品。饿的时候吃它，比吃炸薯片有价值得多。也可以将你们家做饭时用的淀粉换成葛根粉，葛根粉每天吃 30 克没问题，太少了效果不明显。

葛根之所以可以放开这么大的量来吃，是因为它是药食同源的，性质平和，套用我们现在常说的话，它属于人畜无害的"佛系"药，男女老少四季皆宜。

# 10 想减肥怎么吃？这种食物，让你吃不胖还漂亮，超市里就能买到！

中医"九大仙草"中，能用来减肥的那一个是茯苓。我们都知道中药大多是草药，但为什么同样是草，在中国人的用药历史上，茯苓这一味最平民化、最便宜的草药会被列为"九大仙草"之一呢？

其中一个重要原因就是，茯苓是"四季圣药"，一年四季任何时候吃它都没有寒凉上火的问题，而且它可以解决一年四季都可能出现的脾虚、生湿问题。还有一点对现代人来说很重要，那就是茯苓能够减肥。

## ❧ 为什么说茯苓可以减肥？

之所以说茯苓可以减肥，是因为茯苓除了可以利湿、去"湿胖"，还富含膳食纤维素，其自身的 80% 都是膳食纤维素，不仅热量低，吃进去不会使人长肉，而且饱腹感强，不会使人因为过食而长胖。

我国的医学经典著作《本草纲目》中关于茯苓的记载是："茯苓气味淡而渗，其性上行，生津液，开腠理，滋水之源而下降，利小便。"意思是，茯苓性味很平和，属于"佛系"中药，尤其适合脾虚导致水液代谢失调的人吃。

## ❧ 茯苓可帮助湿胖的人减肥

什么情况下就是水液代谢失调了呢？最常见的就是喝水不解渴，或是喝了就要去小便，而且面部、身体很容易胖胖肿肿的，但去医院检查肾功能，又没有任何异常。这些情况，按照中医理论分析，就是脾虚不能运化水液导致的，而这种胖就是我们常说的"湿胖"。

单味药的茯苓，就非常适合用来调理此种情况。治疗脾虚、浮肿的中成药参苓白术丸、五苓散，也能帮助湿胖人减肥，因为在这两种药的药物组成中，茯苓都是主药。

著名中医沈绍功教授，曾经是我的老师，他为病人开方时，就常会用到茯苓，特别是开给糖尿病人的方子，茯苓可能用到 30 克，甚至 50 克。不过，茯苓的用量虽然多，但用法却有讲究。一般他会嘱咐病人，把茯苓用纱布包起来，和其他药一起煎煮，喝完药汤后，把吸足了药汁的茯苓代替一部分主食吃掉。

这里可能有朋友会问，为什么要这样做呢？因为这样吃茯苓，既有助于减少每日摄入的热量，又能将茯苓中的药汁全部吸收。

## ❧ 为什么茯苓远比我们代餐的麦片、莜面等粗粮杂粮更有价值？

很多自己买过茯苓的朋友都知道，超市里、药店里卖的茯苓都是大片或者小块的，用手掰的时候很有韧性，打粉的时候也很难粉碎得非常细，吃的时候会有难嚼碎的颗粒感。因为茯苓就类似于我们吃的杏鲍菇，纤维素的韧性很大，即便晒干了也很难打成粉。

而这正是茯苓可以用来减肥的原因。纤维素无法被肠道吸收，我们把金针菇叫作"see you tomorrow"（明天见），就是因为纤维素怎么吃进去，就会怎么排出来。前面我们说过，茯苓自身的80%都是膳食纤维素，也就是说，你吃了100克的茯苓，就会像吃了100克的馒头、米饭那样解饿，但是体内留下的只有20克的茯苓产生的热量。这对减肥的人来说，是再划算不过的事了。

从这个意义上说，茯苓远比我们代餐的麦片、莜面等粗粮杂粮更有价值。一来，茯苓的纤维素比杂粮还要多，就像杏鲍菇比麦片的淀粉含量还要少一样；二来，麦片等杂粮可没有茯苓的健脾化湿之力，如果吃得不对，还可能生湿。

膳食纤维素多的杂粮，很多难以消化，而消化不了就容易生湿，很多人吃粗粮杂粮之后胃不舒服，原因就在这里。而茯苓虽然纤维素多，但它的健脾作用可以帮助它自身的消化，用它代餐，减肥的同时，脾胃的负担还被分担了。


## ❧ 既然茯苓这么好，我们该怎么吃呢？

其实，沈教授的那种吃茯苓的方法在日常饮食中也可以用。比如，在熬煮祛湿的红豆薏米粥或者冬瓜汤时，直接放进几片茯苓，用吸足了汤水、美味的茯苓代替一餐主食，健脾、祛湿、减肥，一举三得。

你如果是个平时不怎么做饭的人，可以将茯苓打成粉，每天取30～50克，加入牛奶或豆浆中搅匀后，在微波炉里加热2～3分钟。这种吃法很像我们平时吃麦片，但这碗茯苓牛奶糊，或茯苓豆浆糊，既能健脾利湿，又能做代餐减肥。

不过，也有很多人担心买不到好的茯苓，或是根本就不做饭，那么为了方便日常养护，大家可以直接买一款配比好的"茯苓山药葛根粉"，里面除了有茯苓，还特别添加了葛根、山药，并用红枣和木糖醇调味，其中红枣健脾养血，中和调味，木糖醇在这里代替白糖，无蔗糖添加，即使是糖尿病人，吃起来也放心。

食用方法非常简单，都是独立包装，取一包直接用开水冲泡就能喝了。平时可以喝它代替早晚餐，也可以当日常零食，温和食补。

# 11 | 这么喝茶，让你睡着觉就把肥减了

减肥就得运动，这是大家的共识，由此有人推论：如果实在懒得运动，那就不如少睡觉、多熬夜，清醒状态下总比睡眠时消耗要大吧？

有人觉得这种说法很有道理；也有人觉得，如果熬夜就能减肥，那怎么还会有"过劳肥"的说法？

## ❈熬夜会影响分解脂肪的"生长激素"的分泌

熬夜真的能减肥吗？事实上，这种说法是错的。熬夜、缺觉恰恰才是肥胖的主因，有两个原因。首先，熬夜会影响消耗脂肪的激素的正常分泌。

人的脂肪是不是能及时分解，除了运动的因素，还受激素的调控，其中一种重要的激素就是"生长激素"。"生长激素"除了能促进蛋白质合成，保证孩子的正常生长，对已经不会再生长的成年人来说，它的作用是分解脂肪。也就是说，只有你的"生长激素"分泌得充足，脂肪才能燃烧掉，你才不会发胖。

"生长激素"是什么时候分泌的呢？夜间睡眠的时候，分泌最高的时

段是你不做梦的那个深睡眠阶段，一般就是在一夜睡眠的前半程。换句话说，只要你睡得充足，睡得质量好，"生长激素"的分泌就得到了保证。这也是为什么很多值夜班的人会发胖，即便没有明显地发胖，也多会有脂肪肝。熬夜剥夺了他们"生长激素"分泌的机会。

还有一种人"生长激素"也分泌不足，就是睡觉打呼噜的人。这些人大多是胖子，他们的肥胖和打鼾是相互影响的：肥胖导致气道被脂肪挤压，呼吸不畅，他们打鼾就是缺氧的表现，鼾声大作的背后是质量很低的睡眠。这些人白天还会犯困，会频繁打盹，就是因为他们没睡好。睡不好，"生长激素"分泌不足，脂肪不能充分分解，所以越会打鼾，人就越胖，由此进入恶性循环。

## ❋熬夜消耗的热量并没有比睡觉多多少

熬夜能够引起肥胖，还有一个原因，就是熬夜消耗的热量并没有比睡觉多多少。

不要以为只有运动的时候才会消耗能量、分解脂肪。人在睡觉时，虽然没有肌肉运动，但心跳、呼吸等各个器官功能的维持，都需要能量，需要分解脂肪。从热量消耗上看，睡 8 小时消耗的能量是 384 千卡，如果不睡觉，从晚上 8 点开始上网看电视到夜里 12 点，消耗的热量是 320 千卡。所以，熬夜消耗的热量，并不比睡觉多多少。

这些综合在一起，抛开熬夜这种行为对健康的整体影响不说，比如熬夜会影响卵巢激素的分泌，甚至影响怀孕等，这些已经是研究定论，单从熬夜影响激素分泌的角度来说，为了减肥，也要睡好觉。

## 怎样才能提高睡眠质量呢？

除了白天保持足够的运动、按时起居、睡前少玩手机等常规要遵守，还可以借助中药，就是酸枣仁和麦冬。

去药店买炒酸枣仁、麦冬、百合各 10 克，这是一天的量，回家用开水冲泡后闷 20 分钟，就可以不断地蓄水代茶饮了。酸枣仁是安眠的，能让你睡得实，麦冬和百合都是滋养心阴的，夏天的睡眠不好多是因为心火扰动，把心阴养足，心火降下来，睡眠质量就提高了。

可能有人会问这种茶是不是一年四季都能喝呢？理论上说是可以的，麦冬、百合、酸枣仁都是药食同源的，只不过在夏天它们更对味，因为夏天是心所主的季节，它们更适合疗愈这种心火盛、心阴虚不足造成的失眠。

# 12 | 发福油腻了，你的保温杯里该泡点什么？

现如今养生是一种潮流，不仅上了年纪的人讲究养生，甚至有些 "90后" 都在保温杯里泡枸杞。有人觉得应该这样，毕竟身体消耗大；有人觉得没必要，每天吃得那么好，再补枸杞更超标了。

到底该不该泡枸杞？特别是那些油腻发福的人，他们该泡什么来减轻油腻感？

## ✖ 人为什么会变得油腻？

人之所以油腻，首先是由于热量的绝对过剩，膏粱厚味，无肉不欢，其次是由于运动的绝对不足，很多人要么懒得运动，要么没时间运动，如此吃得多而用得少，热量自然富余出来停在身体里，于是身体肥胖直至皮肤、头发油腻。

从西医角度讲就是代谢能力下降，除了体重大，他们还有高血糖、高血压、高血尿酸这 "三高"，名为 "代谢综合征"。油腻因为代谢失能而停在身体里，在中医里大多属于痰湿体质、痰湿状态。

## ❀ 如何去掉"油腻"？

无论你是油腻还是痰湿，最需要做的都是忌口和运动，由此消耗掉影响观瞻的油腻。与此同时，还需要药物助力，只不过这里的药不是补药，不是枸杞，而是一种特殊的清泻药，通过清泻达到进补的效果。

明代有个名医，姓韩，他写了一本《韩氏医通》。这个人是个大孝子，当时他的父亲因年老体弱、化痰祛湿能力不足而痰多甚至痰喘，这是老年人常见的病症，尤其是饮食热量高、食物偏于油腻的时候，所谓"鱼生火，肉生痰"。

"三子养亲汤"是当时韩名医开给他父亲的。这个方子很简单：莱菔子、苏子、白芥子，就这三个"子"，前两者各 15 克，后者 10 克，这是一天的量。这三种药都是食物：莱菔子就是萝卜子，苏子就是我们烤肉时吃的紫苏的子，白芥子就是北方冬天腌咸菜用的芥菜疙瘩的子。这三子煎汤喝可以，直接用开水冲泡代茶饮也可以。

韩名医一定没想到，他的这个方子正是现在"油腻男""肥腻女"的身体刚需，他们虽然才四五十岁甚至更年轻一点，但和明代老人的体质已经是一样的了。因为现在的人，太忙太累，一天当两天用，早就是 40 岁的人、80 岁的身了。从这个角度上说，把中年人当老年人治，中年人吃老年药，很合理。对这种体质的人，化湿比进补更对症。

这种油腻男，往往腹部肥胖，头脑昏蒙，痰多，皮肤灰暗有油光，大便不爽，舌苔厚腻，虽然看着很壮实，但是很容易累。这个累也不一定都是因为虚，而可能是因为痰湿阻滞了，痰湿影响了气血的运行，所以会累。因此，去痰湿对他们来说就相当于进补，这也是中医说的"不补之中有真补者存焉"，意思是，这些药虽然是泻药，不是补药，但是通过祛除痰湿，使气血运行恢复，虽然没补，但也能达到补的效果。

　　如果不想喝这种茶，每天晚饭可以用白萝卜代替其他蔬菜，甚至代替主食，清蒸或者炖都可以，总之要少用油、少放肉，让莱菔子的力量充分发挥，这也是中医说的"上床萝卜下床姜"的另一层含义。

# 13 | 维生素 D 缺乏，是人肥胖、
血糖高、血脂高的原因之一

夏天日照时间长，出门要用防晒霜，这已经是大家的共识。甚至有的美容博主建议，防晒是一年四季都要做的工作，四季都需要涂防晒霜。但随着防晒意识的增强，有件事会让人意想不到，就是我们也同时多了变胖、血糖高、血脂高的可能。

为什么会这样呢？因为防晒剥夺了我们身体自己合成维生素 D 的机会。现在的医学研究发现，维生素 D 缺乏，是人肥胖、血糖高、血脂高的原因之一。

## 维生素 D 是如何影响人的血糖和血脂的呢？

维生素 D 除了参与人体内钙、磷的代谢，同时还要参与人体内的炎症反应、糖脂代谢等病理和生理过程。

维生素 D 能和胰岛细胞上的受体结合，通过调节细胞外面钙的浓度，影响胰岛素分泌，使胰岛素能有效地控制血糖。如果一个人体内的维生素 D 少了，胰岛素控制血糖的能力减弱，就容易诱发高血糖。

再来说说维生素 D 和高血脂的关系。我们知道，血脂中胆固醇过高

会导致血管硬化，通过日晒，身体可以把胆固醇转变为维生素 D，但是日晒的减少，让胆固醇无从转化，这就带来了高血脂。

还有一点，维生素 D 主要储存于脂肪组织中，它是脂溶性的。胖人脂肪多，储存的维生素 D 增加，这样，在血液中能发挥作用的维生素 D 就会变少，这样一来，更容易引起肥胖病，加重胰岛素抵抗，形成恶性循环。

在中医里有一种体质叫"尊荣人"，这种体质的人，过去见于富贵人家，他们吃得好，动得少，一边胖着，一边虚着，皮肤很白，身体臃肿，虽然生活条件优越，却比耕地放羊的人娇气得多，更容易生病，因为尊荣人就是典型的气虚体质。

究其原因，除了他们劳动太少，肌肉用进废退，还有个原因就是缺乏日晒。你可以观察一下在海边打鱼的渔民，他们不仅皮肤黝黑，而且少有肥胖，大多很精壮。干活运动是一方面，日晒也是重要的原因，因为日晒帮他们去除了高血糖、高血脂和肥胖的问题。

## ❧ 如何有效补充维生素 D 呢？

既然维生素 D 这么重要，很多想护肤不愿意日晒的人，肯定想找能直接补充维生素 D 的食物或者直接吃维生素 D，这个可行，但其中有两个问题。

一、维生素 D 只有脂肪含量高的食物里才含有，比如海鱼、鱼子、动物肝脏或蛋黄、鱼肝油等等。因为维生素 D 是脂溶性的，它不溶于水而溶于脂肪。

对于已经肥胖或者想控制体重的人，这些高脂肪的食物他们一般都忌口，他们会转而求助于瘦肉和奶类，遗憾的是，瘦肉、奶类中维生素 D 含量很少。

而同样含油的、被认为是健康食物的坚果里，只含有同样是脂溶性的维生素 E，也不能满足需求。因为植物性食物几乎都不含维生素 D，所以通过喝牛奶、吃坚果，无法获取维生素 D。

二、至于维生素 D 的药物补充，也有需要注意的地方，那就是要严格掌控量。因为维生素 D 是脂溶性的，不像水溶性的维生素 C 那样，就算吃多了，也很容易通过尿排出。脂溶性维生素如果过量，会沉积在肝脏中，因为很难排出，所以容易诱发中毒。

鉴于此，我们在日常生活中有一个最安全的补充维生素 D 的办法，那就是日晒，而且不能涂抹防晒霜。说到这儿，很多人会担心，不涂防晒霜晒太阳容易晒黑、长斑，影响外貌，长期过度接受紫外线照射甚至会引起皮肤病变。

那么怎么能既不晒坏皮肤、影响外貌，又能让身体合成维生素 D？

你可以选两个时间段，夏天是上午 9 点以前和下午 4 点以后，秋冬则是上午 10 点以前和下午 3 点以后。可以在这两个时间段充分裸露皮肤，接受日照，保证每天接受 20 ~ 30 分钟的日晒。这两个时间段的阳光没那么烈，不会晒坏皮肤，一天的维生素 D 所需也可以通过这个办法安全健康地补足。

# 14 | 如何吃不只心情好，还能减肥？

春天天气多变，北方雾霾加风沙，昏天黑地的，南方又时不时阴雨连绵。有时候人们会好几天见不到太阳。这种情况下，人的情绪也会随之低落，甚至会变得抑郁，因为在阳光普照的时候，决定我们快乐情绪的很多激素才能正常分泌。

## ✿为什么天气阴郁的时候总想吃东西？

天气阴郁的时候，怎么做能让自己高兴一点？很多人想到了吃东西。其实，即便没有天气问题，很多人在饿了的时候也会情绪不好，他们到了饭点必须吃饭；有的人甚至因为饥饿而发脾气，比如一些节食减肥的人，虽然体重降低了，但是情绪通常会变得难以控制，容易发脾气，甚至精力都不容易集中。

为什么会这样呢？主要有两个原因：一个是饥饿导致血糖不足，另一个就是血糖低抑制人产生快乐的情绪。

## 为什么血糖低会抑制人产生快乐的情绪？

这需要先了解饥饿导致血糖不足的问题。其实，不管我们吃什么食物，无非包含三大营养物质：脂肪、蛋白质和碳水化合物。这三种物质最终都要转化为葡萄糖，通过葡萄糖给身体供能。身体的任何器官，在任何时候，都要保证供能，否则生理机能就停止了。

而在这三大营养物质中，碳水化合物转化为葡萄糖的过程是最直接的，也是最快的，所以人们在低血糖时会通过喝糖水或者喝粥来升糖，而不是喝鸡汤这些肉汤。

粮食和糖的主要成分就是碳水化合物，如果不吃五谷，只吃鱼肉蛋奶，吃进去的更多是蛋白质和脂肪，而它们转化为葡萄糖的路径，比碳水化合物曲折而漫长，这就容易导致身体供能不足。

那么为什么血糖低会抑制人产生快乐的情绪呢？情绪的产生地——大脑，是身体的"耗能大户"，大脑虽然只占体重的2%，能耗却占全身能耗的1/4。所以，人在能量不足时，大脑最先有反应，情绪变化就会最先出现。还有一个原因是：血糖正常了，才能保证人体内一种血清素——5-羟色胺的正常释放。你不妨把5-羟色胺看成一种"幸福激素"，它释放得越多，你的心情就越好，你就越能感到幸福。

## 如何在糟糕的天气中改善心情呢？

了解了血糖低会抑制人产生快乐情绪的原因，这个问题的答案也就有了。

第一，一定要有足够的糖分保证。这个糖，包括粮食，也包括甜食，它们能让你血糖平稳。因为很多人其实是血糖低，饿出来的坏脾气。

第二，适当吃点甜食比如巧克力，能促进5-羟色胺的分泌。很多人在情绪不好的时候吃点甜的会高兴一些，这不是馋瘾满足了，而是“幸福激素”开始分泌了。

但是，有一点需要注意，有些人是不能过多摄入粮食和糖的。一种是糖尿病人，他们担心吃粮食使血糖升高；另一种是担心“糖化反应”伤及皮肤的爱美人士，而所谓“糖化”，就是人吃进去的糖分与皮肤中的胶原蛋白结合，导致胶原蛋白断裂，皮肤的皱纹、暗沉由此而来。

## 怎么做才能吃得愉快还不变胖呢?

怎么做才能既不让大脑因为缺少能量而情绪变坏，又不至于让人因为吃粮食和糖而变胖变丑？这里给大家支两着。

首先是尽量吃没经过精细加工的全谷食物，或者用谷薯类食物代替每天1/3的主食，比如山药、芋头、白薯、土豆等，它们富含的纤维素可以阻拦血糖的吸收转化，而且热量低。

其次是早餐多吃粮食和甜食。

因为早餐是人在一天中身体代谢率提高的“诱发点”。我们不吃早餐时，中午可能还不会饿，而吃了早餐时，经常不到中午就开始饥肠辘辘了。这就是因为早餐提高了身体代谢率。

所以，就算为了减肥，早餐也一定要吃，甚至可以吃得豪华一点，这个"豪华"不是指鸡蛋、牛奶、培根这些高蛋白的食物，而是一定要有粮食，还可以有适量的糖。因为碳水化合物是大脑唯一可以接受的"清洁能源"，可以最有效地保证大脑供能。这样的早餐至少可以让你整个上午不会因为大脑"挨饿"而情绪难控，你也就有了平和的情绪。

佟彤 养生小妙招

植物性食物的其他营养价值远在维生素之上。除了富含维生素以外，植物性食物里还含有很多纤维素。纤维素绝对是好东西，对人体健康主要有两个好处。第一，可以减少身体对糖分的吸收，使血糖上升速度变慢。第二，纤维素是肠道菌群的口粮。那些不爱吃蔬菜的人之所以会便秘，除了纤维素少，大便容易干燥外，还因为他们肠道里的菌群没有口粮吃，数量不够，功能不足，肠道不能正常蠕动，最终导致便秘。从这个角度上说，植物性食物里的纤维素和益生菌有类似的效果。

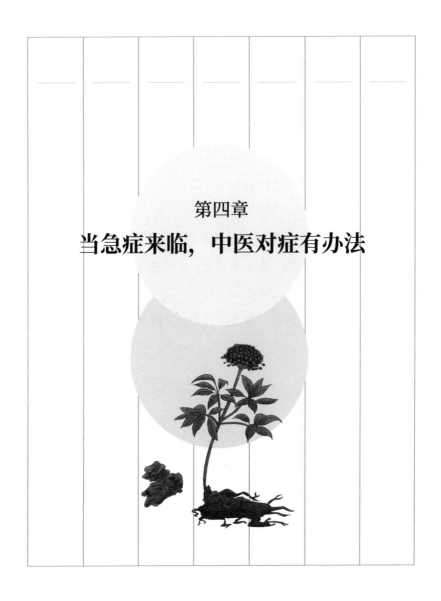

第四章

# 当急症来临，中医对症有办法

# 1 | 春季猝死高发且年轻化？这么做，猝死并非猝不及防！

很多人觉得，冬天，年岁大、体质弱、疾病多的人更容易出问题，到了春天，阳气逐渐变强，生命力复苏，人的健康状况会好转。那么事情真的是这样吗？

并不是，医生的经验是：春季可能不是发病最多的季节，却是死亡高发的季节，特别是有心脏病、高血压、冠心病等基础疾病的人。

## ✿为什么春季猝死高发？

从西医角度讲，春天气温不稳定，骤升骤降，身体一时无法适应，在这种情况下，血压波动、病毒感染，都可能成为疾病发作的诱因。

从中医角度讲，春天是生发之季，也是变化多端的季节，身体如果跟不上各种变化，就可能出问题，其中就包括猝死。

根据世界卫生组织的定义，猝死是指身体健康或看上去健康的人，在短时间内因自然疾病突然死亡。这个"短时间"，世界卫生组织的定义是 6 小时，国内则普遍认为是发病 12 小时内。

我们常会看到一些猝死相关的报道，其中不乏平时身体很好的年轻人。为什么身体好的年轻人也会猝死呢？

导致猝死的原因有很多，70% 和心脏相关。我国每年都有 60 万人猝死，而其中 43% 的人年龄都在 40 岁以下，猝死最常见的原因就是急性心梗。

## ✿ 为什么年轻人患心梗会比中老年人更危险？

心梗多发生在老年人身上，这是由于随着增龄，给心脏供血、供氧的最重要通道——冠状动脉会逐渐变窄，从 30%、40%、50% 的狭窄，到 99% 的狭窄，直至最终完全梗塞。

这个过程很长，也就给了身体自救的机会，足以形成"侧支循环"——这根血管不通了，侧面的一条血管就来帮忙。这样一来，血液从侧支循环过去，就对心脏形成了有效保护。

因此，频繁发生心绞痛的人，反倒不容易猝死。一来，他们知道自己有疾病，会进行治疗，也知道心梗相关的预防知识；二来，每次心绞痛发作都是一次"侧支循环"的重新建立和加强，从这个意义上说，心绞痛的发生也不全是坏事。

年轻人则不同，年轻人突发心梗之前，一般没有心绞痛的历史，心梗发生之时就是心脏第一次出问题。因为没有病症逐渐加重的过程，血管就没有机会建立"侧支循环"，而他们发生心梗的原因，多数是血管斑块突然破裂造成的堵塞。加上没有"侧支循环"可走，这样的情况一旦发生，血管会完全闭塞，对心肌的损伤是致命性的，所以极易猝死。这便是年轻人患心梗比中老年人更危险的原因所在。

## ❧什么样的年轻人更容易发生猝死呢？

就是血管中垃圾多的人。人出生时，血管壁是光滑的，随着年龄增长，血管中的垃圾就会变多，逐渐出现硬化，特别是有高血脂、高血压家族史的人。或者是，虽然没有家族病史，但身体肥胖，喜欢吃高油、高盐、高糖食物，久坐不动，熬夜压力大，这些因素同样会促使血管斑块形成，而血管的斑块就是血管中的垃圾，是导致年轻人猝死的"定时炸弹"！

## ❧为了防止猝死的发生，平时该注意些什么呢？

首先就是改善生活方式，减肥、减油、减盐、减糖。其次，要及时感知心梗发生的前兆。

即便是猝死，也是有预警的，比如胸闷、胸痛、心慌、心跳过速，甚至出现短时间的晕厥；时间再往前推，可能还有不能解释的疲劳等症状。

这些症状的出现都是心脏在"说话"，告诉你它有些撑不住了。这个时候，除了及时检查，还要马上减少心脏负荷，过度运动、熬夜加班、喝酒抽烟等增加心脏负荷的事情都要立即停止。

如果这些情形还在继续，已经在尽全力代偿，尽全力挽救我们的心脏，就可能因为"失代偿"而"抛锚"了。

# 2 | 春天吃"安宫牛黄丸"能防中风，保平安，是真的吗？

春天吃一丸安宫牛黄丸就能防病的说法，是正确的吗？

有的人让自己的父母每年开春都吃一丸安宫牛黄丸，因为它能防中风；也有人不信，他们觉得，这种"神药"八成是骗人的。

## ❧ 被传得神乎其神的安宫牛黄丸，到底能防什么病？

安宫牛黄丸确实是好药，它是中医的急救药。它和"紫雪丹""至宝丹"并称为中医"温病三宝"，而安宫牛黄丸是"三宝"之首，古往今来一直有"救急症于即时，挽垂危于顷刻"的美誉。

安宫牛黄丸到底能急救什么病？最能显示它的神奇效果的，是它能治疗各种原因导致的昏迷，感染、外伤、中毒引起的昏迷都可以。

我一个同学毕业后在美国行医，到那里没多久就遇到了一个因车祸而昏迷的美国男孩。虽然经手术颅内血块已经取出，但人始终昏迷不醒。

美国医生已经束手无策了，但我的同学却用带去的安宫牛黄丸奇迹般地让这个孩子清醒直到恢复健康。这是安宫牛黄丸发挥了保护脑细胞的作用的结果。

然而，使用安宫牛黄丸治疗昏迷时，有一点需要注意，就是它必须用于中医说的热证。因为安宫牛黄丸里含有大寒的牛黄、冰片等，简单地说就是，这个药是个大凉的药，所以只能用于治疗热性的昏迷，如果是出于保健预防的目的，也只适合热性体质的人。

那么，怎么知道昏迷是不是热性的呢？热性的昏迷往往伴随呼吸声音重，甚至像打鼾一样，体温偏高，面色发红等情形。

"非典"的时候，治疗高烧昏迷，用的就是安宫牛黄丸的静脉制剂"清开灵"。这个药至今仍在退烧时使用。所以，如果一个人昏迷得很安静，手脚冰凉，面色苍白，体质很瘦弱，那么就是用上安宫牛黄丸也不会有效，因为这种昏迷是寒性的。

## ❦ 安宫牛黄丸可以用来预防中风吗？

安宫牛黄丸可以用来预防中风，但是只针对热性体质。如果你身体壮实，平时就有高血糖、高血压的问题，舌质是红的，晚上睡不好，白天坐立不安很心烦，尤其是到了春天，"春困"特别严重，总是莫名其妙地咬舌头、咬腮帮子，这在西医中很可能是"腔隙性梗塞"的表现，是脑中风的预警。如果你有上面这些症状，说明你是热性体质，确实可以用安宫牛黄丸来起到预防保健的作用。

此外，安宫牛黄丸最适合在春夏之交吃。春夏之交是脑中风高发的季节，这个时候的脑中风用中医辨证来讲，多和心火有关，所以才用能去心火的安宫牛黄丸来预防。

## ❌ 虽然安宫牛黄丸有预防中风的作用，但更重要的是认真控制血糖和血压

最后，要提醒大家，虽然安宫牛黄丸对中风有预防作用，但也只是缓解了一次急性发作，绝对不可能根治。因为再好的药物，也会被代谢掉，而脑梗是个慢性积累的过程，所谓"病去如抽丝"，不可能通过一丸药的简短治疗，就完全治愈。更重要的是，你如果只是吃了安宫牛黄丸，而血糖、血压始终没控制好的话，就算躲过了这次中风，也还有下次发生的可能。

从这个角度上说，预防中风，最需要改善生活方式，去除血糖高、血压高这些病因。无论是安宫牛黄丸的价钱，还是它的寒凉之性，都不是人人适宜的。单从成本上考虑，也远不如你每天认真地控制血糖和血压更划算。

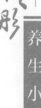

## 春天是不是不能大补，黄芪和阿胶要少吃？

　　如果气虚严重，补可以不分季节，只要身体急需就可以补。

　　如果总是春困严重，就意味着需要补气。气虚的人春天很疲倦，补益是必需的。黄芪就可以用，用阿胶等于给黄芪托底，而不至于揠苗助长。而且，用黄芪和阿胶也不算大补。大补是用金匮肾气丸，这才是十全大补，这种药热性很高，是各种补血药、补气药特别集中的方子。

# 3 | 降压药有依赖性？错！停不下来
是你的高血压病因没找到！

对现代人来说，高血压是一种很普遍的慢性疾病，而且已经不仅仅是老年人专属，很多年轻人也被诊断为有高血压。

130 ~ 139mmHg/85 ~ 89mmHg 在高血压分级中属于临界高血压，当你的血压长期超出这个范围，并且在调整生活方式、改善饮食和运动情况之后，血压仍旧居高不下时，医生可能就会嘱咐你，该吃降压药了。

## 降压药能不能长期吃，能不能停药？

提到降压药，很多高血压患者就感到非常困扰甚至抗拒。他们担心长期吃降压药会产生依赖性，不敢轻易开始服药，并且很担心长期服药会产生伴随终身的副作用。事实上真的是这样吗？

要想弄明白降压药能不能长期吃、能不能停药，我们首先要知道，血压为什么会升高。

血压是生命四大体征之一，是生命的基础，人体所有器官的血液供应必须在血压稳定的基础上才能保证。有些部位一旦供血不足了，就会向大脑发送信号，要求增援血液。那身体怎样才能最快地把血液输送过去呢？就是要升高血压。

也就是说，从某种角度分析，血压升高其实是身体在自救，只不过这个自救有时候做得过了，血压被升得过高，就可能导致中风或者心梗。这时候吃降压药，是为了把过高的血压降下来，以此克服身体自救带来的不平衡。

需要注意的是，降压药虽然可以降低血压，避免血压过高的严重后果，但并不能改善身体局部的供血情况，有些症状甚至可能因为血压降低之后带来的供血不足，还加重了。这就是吃了降压药，血压降低了，但身体仍然不舒服的原因。

降压药的用处是把血压降下来，而不是去除导致高血压的根本病因。因此，很多人不敢停用降压药。他们一旦停用血压就会继续升高，因为导致他们血压升高的原因一直存在。

不过，这并不能说明是降压药让患者产生了药物依赖，因为毕竟是有人成功停药的。那些成功停药的人，往往是通过诊断找到了导致高血压的真正病因，并且通过一些治疗手段，降低了血脂、血糖，去掉了伤害血管的因素，使血管恢复柔软。血管不再硬化，血液畅通无阻，器官组织也不缺血，身体自然也就不会再升血压，也就无须再吃药了。

之所以有些医生会告诉你，降压药要一直吃，一是因为还没有找到确切病因，需要服药来控制血压，二是因为有些错误的生活方式的改变不是一朝一夕就能完成的，为保险起见，也还是要一直服药。

所以，要想停掉降压药，让血压自然地恢复到正常水平，除了明确病因，也必须严控血糖、血脂。因为高血糖和高血脂是导致血管硬化的罪魁祸首，在规范服用降糖降脂药以外，最好每天坚持一定的运动量，保持正常体重。

## ✿ 服用降压药的同时，应配合服用活血化瘀药

中医在临床治疗高血压时，会建议患者在服用降压药的同时，配合服用活血化瘀药。因为和降压药相比，活血化瘀药更能有效改善局部的缺血情况，如果说降压药是治标的，那么活血化瘀药就是治本的。

说到活血化瘀药，大家比较熟悉的有三七、丹参，除此之外，还有一种药材，大家可能想不到，那就是黄芪。"国医大师"邓铁涛的经验是：血压低的人，服用不超过 15 克的黄芪，有升高血压的效果；血压高的人，服用 30 克以上的黄芪，反倒能降压！

为什么大剂量黄芪能起到降低血压的作用呢？一个人的心脏搏动无力，供血就会不足，身体就要为了保证供血而升压。黄芪通过益气补阳，增加了心肌的力量，改善了供血情况，身体内部不缺血，自然就不会刻意提高血压。这就是大剂量黄芪能降压的原理。

不过，需要注意的是，不是所有的高血压都可以用黄芪降压，黄芪降压适合的是那些属于气虚体质，因为气虚导致高血压的人。因此，绝对不能自己判断后就在家吃黄芪降压，在用药之前一定要咨询医生，明确自己的确切病因，根据医嘱用药。

# 4 | 芹菜降压？三七活血？你可能 高估了它们的效果

有女性向我咨询，说她很容易长密密麻麻的粉刺，不知道吃点什么能减轻。我回复她，多吃芹菜，因为长这种粉刺多是肺经有热，而芹菜入肺经，能清肺热。她又问我："看网上有文章介绍，芹菜能降血压，我本身血压就很低，会不会越吃越低呢？"

其实，类似的问题之前就有很多人提过。比如，三七活血，吃了会不会导致月经增多？事实上，这些担心都是多余的，因为他们不仅高估了食材的作用，而且低估了身体的自我调整能力。

## 芹菜只是起辅助降压的作用

就拿芹菜来说，它是中医非常认可的食物，很多中医经常吃。从营养学角度讲，它富含纤维素；从中医角度讲，芹菜入肺经，肺与大肠相表里，芹菜的通便效果非常好，大便通畅了，粉刺、口臭等问题，也就迎刃而解了。

然而，没有哪个中医专家会用芹菜替代药物。他们对芹菜的认同就是在践行"养生"二字，因为"养生"就是"养成健康的生活方式"的简称。多吃富含纤维素的食物，是一种很好的饮食习惯。

之所以说芹菜能降血压，是因为它是植物性的食物，可以减少动物胆固醇的吸收，而且芹菜含有维生素 C，有助于保护血管。我们都知道，血管硬化是高血压发生的基础之一，如果说芹菜有降压作用的话，它就是作用在了这个发病基础上。但影响血压升高的因素还有很多，所以芹菜最多也就是起到了辅助降压的作用。换句话说，如果你吃了很多芹菜，但饮食仍旧很油腻，很咸，那么别说芹菜了，就连降压药的作用也是微乎其微。

这里可能会有很多朋友认为，血压低的人没有血管硬化问题。其实，在血管硬化问题上，低血压很可能和高血压是一样的，因为血压低的人多是心脏搏动无力造成的血压偏低，此时血管中的血液充盈不足，血管很可能已经发生硬化，只不过暂时还没出现高血压而已。

## 三七的活血之效，只有在有瘀血的时候才有用武之地

无论是低血压还是高血压造成的血管硬化，都不能指望某种食材来治愈。关于降压食物的说法，其实大多是以偏概全，没有哪一种特定食物具有特别强的药理功效。

它们只是在治病的基础上起到辅助作用而已。比如三七，确实有很好的活血化瘀作用，那是不是吃了三七，月经量就会增加？脑出血就变得高发了？

绝对不是！三七的活血之效，只有在有瘀血的时候才有用武之地，

如果你体内有瘀血，吃了三七后月经量可能会增加，但这多是在正常范围内的增加，不会造成大出血。换句话说，这时的月经量增加是你的瘀血被化解的表现。

再比如心脑血管病。现在很多老年人用三七作为保健品，每天吃1～3克三七粉。这个做法是对的，三七的活血化瘀作用可以预防心脑血管病，但很少听到谁因为吃了三七而脑出血的。

其一，是因为三七只对瘀血有作用，如果这个药会影响人体正常的血液循环，那它就不可能传承至今。其二，中药的作用是"授人渔"而不是"给人鱼"，意思是，中药能够帮助身体发挥自身能动性，而不是为身体代劳。如果没有瘀血，身体就没有可以调整的失衡，三七也就无处显示其活血效果。

简单来说，中药是通过调节身体，让身体自己去治病，身体通过调节平衡来治病的智慧程度，远比药物高级得多。

# 5 开春后犯困又咬舌头，当心致死率第一的大病

春天到了，很多人会"春困"，如果你在春困的同时还多了吃东西咬舌头的毛病，那就要提防一种大病上身，那就是中国死亡率排名第一的脑中风。

有人觉得，"春困秋乏夏打盹""馋咬舌头饿咬腮"，这些现象很常见，所以不觉得是大事情。也有人觉得，明明睡眠足够，但还是打不起精神来，吃了一辈子饭怎么动作不对了？一定是身体什么地方出毛病了。

## 🍂 春困到底是不是正常情况，咬舌头是大问题的预警吗？

为什么我们到了春天容易困呢？从医学上来讲，人只有在大脑供血不足时，才会白天犯困。而春天温暖，血管扩张，血压变低，减弱了大脑供血的动能，所以人会比冷天的时候容易困。

如果你原来就有高血压、高血糖、高血脂，年过五十，春困严重，甚至还增添了吃东西咬舌头的问题，那就更得当回事了。这种情况不可

能只靠多睡觉来改变，甚至可能在睡眠中，脑梗死就发作了。没错，严重的春困很可能是血栓和脑梗的前兆。

吃饭的时候咬舌头、咬腮帮子，如果是偶然发生，可能和吃饭太快或者边吃饭边说话有关。但是，如果你频繁地咬舌头，那就绝对不是馋了饿了，而很可能是脑栓塞的预警，甚至可能你的脑子里已经有了小血栓。

这种频繁咬舌头的人，如果去医院做核磁之类的检查，很可能被诊断为"腔隙性脑梗"，简称"腔梗"，就是大脑深部的细小动脉被血栓堵住了。因为是细小的动脉，影响的面积不大，只是影响了局部神经细胞的调节功能，才对吃饭咀嚼这个精细动作的调节和支配不好了。所以说，"腔梗"是脑梗死中最轻的一种，很多人甚至都没留意过，仅仅是在体检时发现的。

这种人除了咬舌头，还会有喝水呛的现象，很多上了年纪的人都有这种情况，他们最多是骂自己老了，不中用了。喝水呛的机理和咬舌头一样，是咽喉部肌肉的精细动作没配合好，也可能是"腔梗"的结果，只是"腔梗"的部位不同罢了，但同样是脑梗死的前兆。


## 🌿 发生"腔梗"后该怎么办？

形象一点说，咬舌头这样的"腔梗"就是脑中风的"缩微版"、脑梗死的预备期，如果不重视，让血压、血糖、血脂依然高着，经常咬嘴呛水的人，肯定有更高的发生脑梗死的可能性。了解了这些，接下来怎么做呢？

对有三高风险的人，首先是控制血糖、血压、血脂，严重的要去医院，无论是西医的输液还是中医的活血化瘀治疗，都可以改善脑供血。与此同时，还可以用中药改善症状。

对于到了春天就无精打采的人，最快的治疗办法就是吃中医的补气药，补中益气丸、复方阿胶浆、生脉饮这些中成药都可以很快缓解这种症状。

中医的补气是改善功能，改善功能比改变结构要快得多，一般吃上两三天就不那么困了。而且随着春困的改善，你可能就躲过了一次"腔梗"的发生。因为这些补气养血药，可以增加你血液的流动性。我们都说流水不腐，血液也一样，只有血液的量足够，同时能畅快地流动起来，才不会出现血栓，才能躲过脑梗死这种要命的病。

佟彤 养生小妙招

如果你不想吃药，可以用药茶代替普通的茶，具体比例为：生黄芪 10 克，大枣三四颗，或者是西洋参 10 克，配上 10 克麦冬。

黄芪、大枣可以治疗不容易上火的犯困，西洋参和麦冬治疗容易上火的犯困。你可以根据体质的寒凉二选一。它们都可以使你的血管充盈、血流顺畅，避免供血不足导致的困倦，以及咬舌头这种脑梗先兆。

# 6 | 皮肤油腻，大胖肚子，怎么做能去除身体里的脏东西？

无论男女，人过中年，"油腻"、大胖肚子就开始近身。腆着肚子、腰间挂着"游泳圈"就是最常见的中医说的"痰湿"表现。

## ❀ 为什么随着年纪增长，容易出现大肚腩、"游泳圈"呢？

因为现代人普遍饮食热量过高，加上人过了 25 岁，身体代谢率会慢慢下降，吃的东西消耗不掉，囤积下来的热量就转化成了脂肪。又因为腰腹部组织最疏松，所以脂肪最容易沉积在腰腹部。由此带来的还不只是难看的问题，甚至会危及性命，因为这里离内脏最近，这里的脂肪最容易被吸收入血。

我们查血脂时，分甘油三酯和胆固醇，中国血脂高的人群中，"甘油三酯高"的比例比欧洲人还大。这个指标高，可以诱发急性胰腺炎而致命，而且通常会抢在胆固醇高导致的心脑血管病发病之前。

## 为什么甘油三酯的高指标会带来如此严重的后果？

因为甘油三酯会使血黏度增高，引起胰腺的微循环障碍，再加上胰腺中的脂肪酶消化甘油三酯时会释放出有毒的脂肪酸，对胰腺产生毒性作用，这些因素加在一起，就可能诱发急性胰腺炎。

每逢过年过节，急诊室都会接收大吃大喝之后，肚子疼、呕吐、发烧的人，而且这些人往往是青壮年，他们除了胖平时没大毛病，但可能会因为一顿饭而丧了命，因为在急性胰腺炎中，有一种坏死性胰腺炎的死亡率在80%以上。

发生胰腺炎的时候，胰腺里的消化酶被激活，开始对腹腔的自身器官进行"消化"。这些平时可以把食物都消化掉的消化酶，很快就把腹腔中的器官组织变成了一片沼泽，由此致命。

目前，医学界已经形成了共识：凡是甘油三酯大于或等于5.65 mmol/L的人，就等于跨过了"高脂血症性胰腺炎"警戒线，他们很可能因为一次暴饮暴食而引发急性胰腺炎。而有如此指标者，大多是"油腻"的"大肚子"，看中医多被辨证为"痰湿体质"。

## "痰湿体质"导致外表油腻、内里脏东西囤积

对于痰湿体质的人，明代中医就有个名方——"三子养亲汤"，由莱菔子、白芥子和紫苏子组成，针对的病症是老年人痰湿导致的痰喘咳嗽，这个方子最初是一位韩姓名医给他父亲用的。

现在"油腻"中年的痰湿体质，与痰喘的老年人一样，虽然没有出现严重的痰喘，但舌苔很腻，大便粘马桶，脸好像总也洗不干净，身体总是困重的，这些都是因为身体里有没及时排出的脏东西。

如果去医院检查身体，痰湿体质的人甚至会发现血糖高、血脂高、血尿酸高这"三高"，这些没及时排出的痰湿，内里可以诱发胰腺炎，让外表看着也很不干净：皮肤多油，痘痘频生，粗糙，毛孔大。

很多人觉得自己很冤，吃肉不多，饮食不油腻，为什么还是油腻长痘？这是因为精米、白面、面包、饼干、零食这些加工食物，可以很快转化为血糖，一次血糖的突升，胰岛素就会加速分泌，与皮肤上的"胰岛素受体"结合而成的产物就会突然增量，堵住毛孔，轻则油腻，重则生出痘痘。

## ❀ 平时生活中应该怎么"去油"？

在这里，我们遵循古法"三子养亲汤"组一个日常能喝的茶饮方子：其中决明子通便，给脏东西以出路；紫苏子、莱菔子宣肺清肠，因为中医讲"肺与大肠相表里""肺开窍于皮肤"，如果湿气阻肺，下会大便黏滞不爽，上会皮肤油腻不清；最后用荷叶、山楂、乌龙茶消积化脂，减少肠道对油脂和糖分的吸收。

形象一点说，"三子养亲汤"相当于一个"刮油茶"，旨在清除油脂和糖类。因为无论是脂肪还是糖摄入过多，不能被身体消耗，最终都会以脂肪的形式存储在体内，让我们由内而外变得很"油腻"。

　　这几种食材全部配起来共 7 ~ 10 克代茶饮，这是一天的量。这款茶饮你可以自己买材料配比，如果图方便，你也可以直接购买"决明紫苏清里茶"，这款茶已经把这六味药食同源的食材配比好了，坚持喝一段时间，可以帮你瘦身，改善大肚腩，调理肠道问题。

# 7 皮肤瘙痒居然是脑出血前兆？
# 求医切忌"自带诊断"！

平时求医问药时需要规避的一个问题就是"自带诊断"。生病了去医院，是为了找医生给你诊病，治病，因为医生才是健康领域的专家，而你是病人。所以，你除了告知医生哪里最难受，难受多久了，之前有过什么病，千万别"自带诊断"，这会误导医生。我就经历过两个"自带诊断"的病人，差点把医生带到沟里，他们也险些误了性命。

## 老年人皮肤瘙痒，可能是脑出血引起的烦躁

有一天夜里 11 点多，一个好久没联系的朋友突然给我打电话，说她父亲睡下了，但不断抓挠，问我有没有治老年皮肤瘙痒的药。

他父亲快 80 岁了，老年皮肤瘙痒确实会有，但也不至于严重到这么晚了打扰我求助吧？我多了个心眼，问她老人白天有什么不舒服。她说，晚上吃了肉皮冻，可能过敏了，除了痒，还吐了几次，然后就没精神，犯迷糊，再然后就开始浑身抓挠，睡不安生。

我一下意识到：这绝不是皮肤瘙痒那么简单，罪魁祸首也绝不是肉

皮冻，老人的抓挠也不是因为痒，很可能是因为脑出血。然而，她一口否定，因为老人既没有高血压也没有高血糖。我坚持没给他止痒药，让她马上带老人去医院检查。她觉得我小题大做，就是浑身痒，最多是吃坏了、过敏了，用得着这么兴师动众吗？她又和我纠缠了半天，才叫了救护车。

一个多小时之后，我再次被她的电话叫醒，她上来就是："多亏你啊，脑出血30毫升了，医生说再晚点就悬了。"后来，老人在 ICU（重症监护室）住了10天，等老人病情稳定了，她才有空细问我。我说："你得庆幸，我没被你自带的诊断带进沟里。"

老年人皮肤瘙痒很常见，但一般不会急性发作到痒得睡不着，更重要的是，这个痒其实是她的"自带诊断"。老人的抓挠不是因为痒，而是因为烦躁。脑出血时刺激到大脑皮层，人就会烦躁，而之前的呕吐，也不是什么吃坏了、过敏了，而是脑出血时颅内压升高导致的呕吐，至于迷糊、没精神，这更是脑出血的表现。

只是之前没有高血压病史，家属就自作主张地把脑出血的可能排除了。事实上，这个年龄，就算没有高血压，用了近八十年的血管也很脆弱，用力导致的血压暂时性升高，也足以导致脑出血。如果当时他们真的找到了止痒药，在家自己治，估计当晚老人就没命了。

## ❧ 经常性的肚子疼竟然是"腹型癫痫"

还有一个病例，得病的是个中年人，经常肚子疼。他自己算了下，在六年时间中，肚子疼了一百多次，但是检查胃肠后没发现任何问题。疼得严重的时候，他也只能靠打止疼的点滴缓解。因为每次他都和医生说这是老毛病，医生每次都按他指定的套路操作。直到有一次他在外地出差，肚子疼的毛病又犯了，去了另一家医院。

在那儿，他遇到了一个较真的医生，这个医生还请神经内科的医生来会诊，他一听就急了：自己疼得浑身大汗，不赶紧给止疼，会什么诊？而且还是找神经内科的医生，他又不是半身不遂！

神经内科的医生很快就来了，而且没被他的"自带诊断"影响，听了他漫长的腹痛发作史，二话不说，只给他开了一种药——"安定"。

这个药大家都知道，是最常用的安眠药，病人更急了："安定"又不止疼，这是想让他睡着，糊里糊涂不知疼吗？医生没理他，只让他马上吃下，十几分钟后，他的疼痛真的缓解了，而且比之前打点滴、吃止疼药起效还快。

这时候医生才解释说，他怀疑他的肚子疼不是消化道的事，而是脑子的问题，可能是一种少见的癫痫发作。而"安定"是抑制神经兴奋性的药物，能稳定癫痫发作。如果"安定"能缓解他的疼痛，那他得癫痫的可能性就更大了。这是一种临床上常用的"诊断性治疗"，通过治疗的结果来反推和验证诊断。

最后的检查结果也证实，这个医生推测对了，他患有一种"腹型癫痫"。别的癫痫是全身抽搐，而他只是胃肠抽搐，所以表现为严重的肚子疼。到这时，他发作了一百多次的腹痛终于找到了病因，就是因为这个没被他"套路"的医生。

有个调查显示，世界范围内，中国病人对医生的"遵从性"是最低的，经常是一出医院大门，就打听偏方去了。很多半懂不懂的病人，自觉心里有谱，经常提供给医生有倾向性的信息，影响医生的最终判断，由此被自带的诊断害了。

# 8 | 这四个症状，表明你有血栓前兆！<br>定时输液不如及时喝水

早上起床就头晕，到了晚上反而清醒；就算不缺觉，吃了午饭也会犯困；只要蹲下就会觉得气短；看东西一阵阵模糊……这些情况在生活中经常出现，有人觉得无所谓，可能是累了，休息休息就没事了；也有人觉得是大病前兆，会不会脑中风？

这些症状一旦出现，而你又年过四十，很可能意味着你的血液太黏稠了，如果不及时调节，血栓导致的各种心血管疾病就会找上门来。

## ❦ "高黏稠血症"容易导致血栓

"血稠"是老百姓的说法，医学上称为"高黏稠血症"。这种血稠的人，去医院验血时，经常会有血液把针尖堵住的情况发生，这是因为他们血液中的红细胞黏在了一起，在通过毛细血管时变形能力下降，血液流得很慢，血液变得很稠。

因为流得慢，血液中的脂肪很容易沉积在血管壁上，血管的管腔就变窄了，轻则供血不足，人就要头晕、困倦、憋气、记忆力减退，这就是"高黏稠血症"造成的缺氧后果。

黏稠的血更容易形成血栓，再加上血管变窄，很容易被堵上，致命的心梗、脑梗以及静脉血栓多是在此基础上发生的。

## 为什么血会变稠呢？

这和个人的生活习惯相关，主要有两个原因。首先是身体缺水了。身体缺水时血液也缺水，血细胞的比例就相对变大，液体少了，固体多了，血液的黏度自然就升高了。其次，吃得太油太甜，血脂过高，血液的黏度也会增加。

血稠通常被看作血栓发生前的一个征兆，甚至有致命风险，很多人会为此定时输液。输液的确可以冲稀血液，但是，输液的效果持续的时间最长也不过两周，两周之后，不仅输进去的水分已经排泄干净，输进去的药物也已代谢完了。如果你依然保持惯有的生活方式，比如不喝水，饮食肥腻，热量太高，不出两个星期，血液还会变回黏稠的状态。

## 如何改变血稠？

要想改变血稠，就要去掉病因。对此，你自己能做的有以下几点。

1.最简单的办法就是多喝水。治疗血稠，定时输液还不如及时喝水。尤其是早晨起床后、每餐前 1 小时、就寝前这三个节点都要喝水。每天的饮水量最好不少于 2000 毫升。

2.多吃富含卵磷脂的食物。多食大豆及豆制品、禽蛋、鱼类，这些都有利于改善血液黏稠度，使血栓不易形成。

3. 多吃含维生素 C 的水果和蔬菜。水果可以选择猕猴桃、甜橙、草莓，蔬菜可以选择菠菜、油菜、西蓝花等等。维生素 C 有调节血脂的作用。蔬菜中的纤维在肠道中能阻止胆固醇的吸收，降低血液黏稠度。

4. 坚持运动。

还有些"血稠"的原因是靠生活方式和饮食调整无法改善的。比如有的人血细胞的聚集性比别人高，血细胞的变形能力差，即便是喝够了水、吃多了维生素，也无法彻底改变。这是体质使然，多属于中医所说的血瘀体质，这就要借助药物。

西医最常用的就是肠溶阿司匹林。如果用中药，有一点必须提醒，改变这样的血瘀体质是个长期的过程，一定要选择能长期服用的中药。对此，"复方丹参片""丹参滴丸"就不适合，因为它们含有冰片，是中医治疗急症才用的药，性质寒凉，久服会损伤阳气。相比来说，"丹七片"更安全。三七和凉性的丹参配合，活血化瘀的作用相得益彰，也减轻了温燥的三七容易上火的弊端。

# 9 舌根发硬、发酸，舌质紫暗？
看舌头能预知三大"心病"！

入夏后，经常感觉舌头不舒服，舌根部位好像有什么拽着，时常发酸，但又没影响到说话、吃东西，这是怎么回事？

向我咨询此症状的人 63 岁了，有糖尿病，而且血糖一直控制得不好。我建议她吃点牛黄清心丸，然后注意观察，舌根发硬严重的话及时去就医。

## 为什么舌根发硬、发酸要吃牛黄清心丸呢？

这是因为咨询者舌头的情况显示出她有点心火盛。当时已经入夏，夏天是心所主的季节，人容易上心火，而舌头的情况能直接反映心的问题。这里的心指的是中医的心，所谓"舌为心之苗"，这个"苗"就是心脏情形的外在表现和征兆。

中医认为，舌对应心，这个心既对应有形的心，也就是我们熟悉的心脏、血液循环系统，涉及心血管病问题；还包括无形的心，也就是我们说的神经系统，涉及脑血管疾病问题。

这个咨询者的舌根不利索，很可能就是神经系统的问题。因为脑中风的时候，人就会舌头不利索，说不清楚话。她没严重到那个程度，但是毕竟有糖尿病史，脑血管肯定有损伤，血管就可能有局部的痉挛或者供血不足，舌根别扭可能就是这样引起的。

很多高血压的人有个体会，觉得舌根发紧时，血压往往是偏高的，血压偏高也会诱发小血管的痉挛，这些在中医可能就属于上心火。这时，用牛黄清心丸来去心火，就有了预防脑血管病发作的价值。

## 🔥 上心火了，该怎么办？

上心火还会出现一个情况，就是舌尖很红，甚至舌尖上长口疮，这更是心火无疑。因为舌尖是心所主的，夏天对应心，很多人夏天心烦失眠、小便黄赤，就是因为上了心火。这时候虽然没必要吃牛黄清心丸这种重剂清心的药，但可以用导赤散，通过利尿去心火。

说到这里有人要问了，为什么要通过利尿，而不是通大便去心火呢？因为中医讲，心与小肠相表里，中医的小肠包括泌尿系统，所以去心火需要通过利尿，而通便是无效的；肺与大肠相表里，所以去肺火、胃火，才需要通大便。

此外，从舌头上还能看出心脏、心血管系统疾病。具体怎么看呢？这就要看舌头的颜色，颜色紫暗、发青，严重的，除了舌头颜色紫暗，舌底静脉的颜色也会很深，甚至呈黑紫色。这种情况，在中医，属于有瘀血；在西医，就是缺氧。

我们知道，在氧气的吸收和推动中，心脏起了决定性作用。心脏有问题，比如有冠心病、心脏瓣膜病等，会影响到身体氧气的利用；就算心脏没有疾病，但体质很弱，常年不运动，心肌力量弱，或者有一些慢性病，比如糖尿病、高血压，也都可能影响身体氧气的利用。

## ❧ 夏季养生需要注意什么呢？

我们前面说了，夏天是心所主的季节，夏天天气热，对身体的耗损大，而且损耗心气更大。因为夏天人的心率会加快，而心肌无力的人，心脏就更累，助推氧气就更无效，所以他们就容易心慌，气喘，动辄喘憋，而且很容易疲劳，尤其是那些舌质紫暗的人。

中医讲"春夏养阳"，就包括养心气、心阳，即便是活血化瘀也要在补心气的基础上进行。这时候会用到入心经的药物，比如人参、三七，以及中成药"生脉饮"。生脉饮里的人参、麦冬、五味子，都入心经，有了心气的主动推助，瘀血更容易自然消散，血液氧气负荷足够，舌头这个"心之苗"的颜色也就正常了。

# 10 | 胸痛就是冠心病？错！可能是"心碎综合征"

电视剧《清平乐》中的皇帝，斯文隐忍，总是为难自己，演员把身为帝王的身心之虐演绎得恰到好处。其中有个情节，皇帝在大悲大怒之时会以手抓胸，疼痛难忍的样子很像冠心病的心绞痛发作，但大多时候不吃药，只在别人捶背安抚之后就自愈了。

那么，这是《清平乐》拍得不符合医理，还是真的有一种胸痛和心绞痛很像？应该是后者。

## ✖ 什么是"心碎综合征"？

确实有一种和心绞痛很像的胸痛，每每在情绪极端或者压力极大时发作，产生似成语"万箭穿心"的感觉，这在医学上称为"心碎综合征"，又名"应激性心肌病"。只不过这种心脏病，病不在心，而在脑。

有一项新的研究发现，在患有心碎综合征的人身上，负责控制压力反应的大脑区域，不像正常人那样运转良好。心碎综合征是情绪激动导致心脏暂时变形，心肌因此产生被拉扯感，出现暂时的心脏疼痛、心律失常、胸闷气短等症状。

从缺血的结果上看，心碎综合征和冠心病的心绞痛是一样的，只不过两者产生的原因不同：冠心病的缺血是冠脉狭窄的器质性病变所致；而心碎综合征是因为压力和情绪波动造成交感神经兴奋，短时间内身体分泌出大量的肾上腺素和去甲肾上腺素，它们的代谢产物对心脏有暂时性的毒性，会引起外周血管收缩，心率减慢，心脏的供血量降低，供氧不足，从而因为缺血而心痛。

## ❦ 有药物可以治疗"心碎综合征"吗？

在宋代，已经有了针对"心碎综合征"这类问题的药物，电视剧《清平乐》的一集中，皇后要找太医，皇帝拦住她说："我带了药。"

从病机上推断，皇帝吃的应该是"宋代版"的硝酸甘油，名为"失笑散"。这个名方见于宋代的《太平惠民和剂局方》，虽然这本书成书晚于剧中的年代，但在入列药典之前，这个方子肯定早就在民间临床使用了。

"失笑散"的方子很简单，只有两味药：蒲黄和五灵脂。二者等分为末，心脏疼痛急性发作时，服下即愈。

这两种药都是活血化瘀的，而剧中皇帝的胸痛肯定和瘀血有关，而且中医讲"久病入络"，意思是，慢性的、经常性发作的疼痛，瘀血往往已经伤及经络中的络脉，类似于现代医学的血液的微循环，要想根治，必须从对络脉的活血入手，消除"小河"的拥堵，"大江大河"中的血，才能畅流。

这个方子之所以叫"失笑散"，是形容这个药物的药效很快，因为疼痛而紧皱的眉头，吃下这个药后很快就舒展了，表情也从痛苦变为欢笑。

不仅如此，这个方子治疗的疼痛不只是前文所述的急性胸痛，还包括各种血瘀导致的疼痛，月经前后、分娩前后，也会用到这个药。《苏沈良方》中的原文是"曾有妇人病心腹痛欲死，十余日百药不验，服此顿愈"。只是这个方子没有对应的中成药，机理类似的有丹参滴丸、血府逐瘀颗粒等，只是不会像硝酸甘油那么速效，但能从根本上去掉气滞血瘀这种引起人疼痛的原因。

# 11 | 跌倒竟然可能致命？别慌！这么做 帮你有效预防！

冬天，大家往往穿得又多又厚，身体动作也就变得比较笨拙，当地面湿滑时，很多人容易摔跟头，尤其是老年人。

根据世界卫生组织的统计，全球 65 岁以上的老年人，每年大约有 30% 发生过跌倒，15% 跌倒过两次以上。不要觉得跌倒是件小事，对老年人来说，这是天大的事，危险性非常高。根据多家机构联合发布的《老年人防跌倒联合提示》，我国 65 岁以上的老年人因伤致死的首位原因就是跌倒。

## 为什么上了年纪的人会变得更容易跌倒呢？

为什么上了年纪的人会变得更容易跌倒呢？为什么他们跌倒的危险性这么高呢？我们可以从两种情况分别来看。

第一种情况，跌倒是身体已经有的某种严重疾病的病状之一，老人是因为这种疾病而死。比如脑中风，可能患者早就有肢体和语言障碍，只不过不明显，患者自己和家人都没意识到，直到发展为严重障碍，患者才会在走路时经常性跌倒，这种跌倒就属于中风发作前的病症。要注意，这些人不是跌倒引发了中风，而是中风导致的跌倒，之后再导致的严重后果。这种情况往往是中风不治，而不是真的因为跌倒而死。

第二种情况，骨折导致一系列并发症最终致死。老年人跌倒最常见的后果就是骨折，很多时候摔一个"屁股蹲儿"，股骨颈都会骨折。股骨颈骨折一旦发生，必须卧床休息。而一旦长期卧床，身体免疫力难免会降低，对身体免疫力本就不高的老年人来说，情况非常严重，甚至会引起一系列全身性的并发症，比如肺炎、褥疮、泌尿系统感染等，最严重的就可能致死。

## ✖老年人跌倒的后果如此严重，那怎么做才能有效地预防跌倒呢？

首先，要控制血糖、血压和血脂，预防中风的发生，而且要尽可能地及早发现中风端倪，避免因为中风而跌倒。

其次，要重视增加身体的肌肉力量。只有肌肉有力，动作才能协调，身体免疫力也会随之提高。

要增加肌肉，提高免疫力，从中医的角度讲就是要健脾，从营养学角度讲就是要增肌。如果你脾气强健，肌肉丰厚，那么你的卫外功能也会随之增强。

人从 40 岁开始，肌肉，特别是参与运动的骨骼肌，数量和质量每年会减少 8% 左右。70 岁以上的人的肌肉减少速度更是翻倍。你如果在年轻时就缺乏锻炼，肌肉储备不足，上了年纪之后，肌肉减少得就会更快。所以，对于 40 岁以上的人群，增肌比减肥更重要。

钟南山院士年轻时是十项全能运动员，而且多年来一直保持运动的习惯，现在他已经 80 多岁了，仍旧身姿挺拔、行动敏捷。充足的肌肉不仅使钟南山院士运动协调，还为他保证了足够高的免疫力。

## 🍂到底怎样做才能有效增肌呢？

有三点可以帮到你。

一、保证摄入足量的蛋白质

保证每天吃 60 克的蛋白质，如果你觉得 60 克这个量很难掌握，那可以按这个搭配来吃：每天吃 400 ~ 500 克的粮食，加上 50 克瘦肉、一枚鸡蛋、一袋牛奶和 100 克豆制品。这样吃，基本就能保证一天所需的蛋白质。

二、要保证一定的运动量，并且重视肌肉锻炼

举哑铃、负重骑车、负重快走，这些都是适合增肌的运动形式。如果在运动之后你能感到局部肌肉有微微酸疼、疲累，一般就意味着你锻炼了肌肉。年纪比较轻的朋友，每周应该至少有三次这样专门的锻炼，每次要持续 20 分钟。

三、适当服用一些中医健脾药

脾主肌肉，因此，一些日常常见的入脾经的药材，比如黄芪、茯苓、山药等，还有健脾类中成药，都有改善疲劳的效果，因为它们增加了负重肌肉的体量和张力。而且因为肌肉增加，分流掉了血糖，同时还有降低血糖的作用，吃完会让你觉得没那么累了。从某种意义上来说，吃健脾药相当于被动做了肌肉运动。

# 12 冬天血压飙升，吃降压药身体不舒服怎么办？

冬天，血压容易升高，医生会嘱咐坚持吃药。有人吃了药感觉不错，但有人吃了药虽然血压降低了，可还是难受，身体并没因为血压正常而轻松，为什么？

一个根本的问题是，降压药降的是血压，并没有去除引起血压高的原因。导致人血压高的根源，其实是器官缺血。

我们的身体之所以会有血压升高的问题，那是身体在自救。因为血压是维持生命的必需，血液之所以能流到心脑肾等各个器官那里，就是因为血压的推动。如果血压过低，推动力不足，这些器官就会因为缺血而产生功能障碍甚至停止。所以救治危重病人时，血压正常是事关性命的关键指标。

## ❧为什么冬天是中风的高发季？

冬天中风高发，就是天冷、血压高导致的。而夏天，脑中风照样高发，但夏天的中风性质和冬天的完全不同。冬天是血压过高把血管压破导致脑出血，而夏天天热，血管扩张，如果原本就血压低，又没在天热出汗多的时候及时喝水，血液总量减少，血压就更低。过低的血压不能保证脑供血，就容易形成血栓，由此发作的中风，叫"低灌注性脑中风"。罪魁就是过低的血压，夏天要减少降压药的服用，就是为了避免血压过低。

这就提示我们，血压升高有它的原因，也有它的必要性。一旦什么时候血液供应不足，某个器官缺血了，身体就要向大脑报警，而提高血压就是大脑保证血供的最快速也最直接的方式。

如果一味地视高血压为病态而降压，那么虽然血压降了，但缺血的问题没解决甚至更严重了，自然会变得更不舒服。要想在降压的同时感到舒服，则必须去除引起血压高的因素，也就是说，要解决器官的缺血问题，这才是根本的办法。

## 🌸 怎样才能让你的器官不再缺血，从根源上杜绝高血压呢？

首先要控制血脂高、糖尿病这些基础病，同时戒烟限酒，放松心情。因为高血脂、高血糖导致的动脉硬化，或者抽烟喝酒，也可以损伤血管，还有精神因素，紧张的时候心率过快，血管收缩，血压也会高。

这些问题解决了，血液供应就能充足，身体自然没必要为了供血而加压了。这个时候，就算你不吃降压药，血压也会逐渐恢复正常。

换个角度说，医生之所以会嘱咐你降压药要终身服用，是因为你终身都难以改变错误的生活方式，或者你的血糖、血脂问题没法短期内变得正常，吃降压药是无奈之举，是为了减少高血压的后患。而事实也是，只要你这些导致器官供血不足的问题不去除，你停药，血压就会升高；而且就算你不停药，血压被压下来，身体也不会舒服。这并不是降压药的错，错在于你自己的身体始终存在导致高血压的病根。

佟彤 养生小妙招

除了降糖、降脂、放松心情，还有一些中药可以帮到你，比如三七。三七既能补气，有类似于人参的效果，可以保证心脏有力地泵血，使血管充盈，还有活血化瘀的效果，可以减少血管硬化带来的问题。只要没有大便干等上火现象，可以每天冲服两三克三七粉，坚持下来，也是帮助血压维稳的好办法。

# 13 超市里的"低钠盐"真的是"送命盐"吗？盐，怎么吃才健康？

"吃盐多有害健康"，这个大家都知道，因为盐的主要成分是氯化钠，如果吃盐过多，血液内的水分就会被钠离子锁在体内无法轻易排出，轻则导致水肿发生，重则导致体内水分增多，相应地血容量也会增加，因此便会导致血压升高，增加患高血压的风险。

另外，血管的平滑肌细胞也可能因为钠离子浓度高而出现水肿，此时血管会变窄，也容易造成血压上升以及增加中风的风险。

## ❧ "低钠盐"真的是"送命盐"吗？

《中国居民膳食指南》推荐成年人每日盐的摄入量不超过5克。5克盐是什么概念呢？如果用一个去掉软垫的酒瓶瓶盖装，刚好装满一瓶盖。

为了帮助大家减少摄入食盐中的钠，超市里有一种低钠盐。但网络上关于低钠盐却有这样一种说法："低钠盐"是"送命盐"。这是为什么？

原来，新闻曾经报道过这样一则病例：病患是一位70多岁的老人，她因为心脏不舒服，整个人都很乏力，到医院就诊时发现，她的心率只有每分钟三十多次，最后就是因为心脏停搏而死亡。

医生在和家属回顾老人的既往病史时发现，这是一个一直在吃"低钠盐"的肾病患者，而她的死因很可能就是低钠盐诱发了致命的"高血钾"。

## ✿为什么吃低钠盐会诱发"高血钾"呢？

这是因为普通食盐中氯化钠的纯度高达 95%。而低钠盐中，除了氯化钠，还添加了一定量的氯化钾。所以吃低钠盐能起到"减盐不减咸"的效果，也就是虽然味道是咸的，但实际吃进身体里的钠却减少了。更重要的是，低钠盐中的钾，还可以置换出身体里过多的钠。这可以巧妙地为总是发愁早上起来脸肿、眼睛肿的女性去水肿。

为什么能去水肿呢？这是因为很多女性的水肿是功能性的，不是病，水肿的发生与雌激素的分泌有关。人体的雌激素有保水作用，分泌量高的那几天，一般是月经前一周左右，因为保水作用到了"高峰"，所以这个时候人很容易水肿。如果在这几天，你吃得也很咸，水肿可能会更严重。但如果在这几天，把吃的盐换成低钠盐，那么至少帮助你减轻了食盐造成的水肿，所以经前造成的水肿就会减轻。

## ✿低钠盐有这么好的作用，为什么还会使人"送命"呢？

这是因为低钠盐中的钾要经过肾脏代谢，如果肾脏功能严重受损，过多的钾就会加重肾脏的负担，进而引发"高血钾"，严重时可导致心脏停搏。

为此，如果是慢性肾病患者，肾脏功能已经严重受损，那么确实需要忌食低钠盐。除此以外，无论你有糖尿病，还是有其他原因导致的肾损伤，如果血钾没有升高，且"肌酐"这个指标正常或轻度升高，一般不超过 177 μmol/L，吃低钠盐都是利大于弊的。

## 🌿 没有肾病、已经换食低钠盐的人，是不是降低了中风的风险呢？

答案是未必。因为即便你在做菜时用低钠盐，但市面上售卖的很多食物都含有盐，比如味精、鸡精，以及各式各样的调味料，甚至吃起来味甜的果酱、各种饼干、面包、面条。因为钠是味道和口感的保证，随着食物的多样化，钠的摄入量会在不知不觉中增加。很可能你做菜时不加任何盐，但一天下来，钠的摄入量也不会少，甚至可能超标。

所以，买食物时一定要看看包装上的营养成分表。这么做，可以初步了解你将要吃进去的钠有多少，然后再有计划地对钠的摄入量进行控制。从这个意义上说，低钠盐很好，因为低钠盐中的钾可以置换出你已经吃进去的钠，这就在一定程度上减少了驻留在体内的钠，而与钠同在的水液，也就少了停在体内的机会。

这在高血压病人身上，就有效地降低了他们的血循环量，控制了血压；而在功能性水肿的女性身上，则达到了很好的消肿效果。

# 14 | 小病小痛难以完全治愈怎么办？你需要了解中医"中病即止"的智慧

我们大家关注中医知识，初衷肯定是希望自己少生病，不生病，但大家肯定也清楚，完全不生病是不可能的，我们的身体随着使用，终究是会损耗的。

日常生活中，绝大多数人很忌讳生病。很多人一旦生了病，就希望立刻把病治好，一旦发现自己的疾病难以在短时间内痊愈就焦躁不安，甚至因为心情的郁结进一步导致病情的恶化或者其他病情的发生。一些人非要追求完全治好一些小病，反而导致身体情况变差。但其实，现实中也有一些人，就是因为自己本身的疾病而逃过了更大的劫难。

## ❀ 生病未必全是坏事，生病有时候是身体自我调节平衡的一种方式

2012 年，国外一篇有关淋巴瘤的文章中提到一个很特别的病例，一位上颌窦弥漫大 B 细胞淋巴瘤的患者，在并发肺炎和艰难梭菌性结肠炎之后，居然出现了肿瘤逐渐消退的情况。当时的研究者猜测，病毒感染激发了人体的抗肿瘤免疫反应，可能是导致肿瘤自发缓解的潜在原因。

最近一段时间，我们也看到或者听到不少报道，一些平时身体不错的年轻人，因为熬夜、加班以及喝酒等原因猝死。这些年轻人的猝死，往往是因为心脏病的首次发作，也就是心源性猝死。他们虽然表面上身体好，但其实心脏早就受累已久，当心脏终于扛不住时，心脏病首次发作了，直接就导致猝死的严重后果。

但是，为什么偏偏是这些年轻人第一次心脏病发作就猝死了呢？为什么我们看到一些平时身体就不好，心绞痛时常发作，甚至年龄偏大的人，他们在心梗发作时，却更能挺到病情稳定呢？

这些平时身体就不好的人，往往在心梗发生前，就出现了一些征兆，比如胸部疼痛、腹部疼痛、牙齿疼痛、出汗、烦躁不安等，这些心肌缺血导致的症状，都是疾病在给身体预警，在给身体自救的机会。每次心肌发生缺血，血管内都可能形成血栓或痉挛，这时人体会重新建立一条路径，让血流过去，这就是"侧支循环"，有调节血流的作用。"侧支循环"建立多了，当血管再次堵塞时，血流就可以绕道而行，代偿主干的功能，这就避免了血流被彻底堵塞导致的心梗。

而平时身体比较好的、之前没有心绞痛病史的年轻人，因为对身体的过度消耗，突然发作血管堵塞时，他们的身体里是没有"侧支循环"可以借助的，一旦抢救不及时，就很有可能猝死。

听了这个例子，你有没有发现，生病未必全是坏事，生病有时候是身体自我调节平衡的一种方式。从这个角度来说，我们对待疾病，需要在战略上重视，在战术上藐视。通俗点说就是，我们不一定要对所有病症都斩尽杀绝，这是医学的智慧，也是医学服务身体的智慧。

## ✘中医治病，始终强调"中病即止"

当你的身体有炎症时，医生使用抗生素一般会适可而止。因为如果过度使用抗生素，虽然能把炎症消灭掉，但同时身体内的正常菌群，比如肠道菌群也会被消杀，"菌群失调"会导致你腹泻不止，虽然消炎成功了，但随之而来的新的不平衡却导致身体的不适。

中医对清热解毒的去火药，始终强调"中病即止"，就是说不能用太多，一般见效就停药，以免过用损伤身体。用现代医学理论来说，就是要给细菌一定的、必要的生存空间，最大限度地维持菌群和人体之间的平衡。

这个道理放在我们生活中也是说得通的，我们经历许多坎坷，渡过许多难关之后，经常会发出感慨，说："一切都是最好的安排。"其实，我们觉得好的，不是坎坷或者磨难，而是我们战胜了痛苦之后获得的那些许收获，而我们的幸福和知足是来自最终我们和磨难达成的平衡。

需要强调的是，我今天讲这些，不是让大家不治病了，而是希望大家有更乐观的心态，不要强求疾病的完全治愈。有时候病状的存在是身体和疾病达到平衡的结果，从健康大局考虑，这可能是最好的安排。

最后，再强调一次，大家如果身体不舒服，一定要及时就诊。但如果短期内难以治愈，或是难以达到完全治愈的效果，也不要太过为病情忧心，而要更乐观、积极地去看待自己的病情，这对身、心都是有益的。而对于一些小的疾病，也不能过度依赖药物，甚至过度治疗，而要在使用药物的同时，给身体自己发挥的空间。

## 佟彤答疑

1. 茯苓和葛根、杏仁可以一起喝吗？谢谢老师。

可以。你想想你吃中药的时候，有的时候一服汤药里有二三十味药，都一起喝，那些还都是药呢。茯苓、葛根、杏仁这三者都是药食同源的，所以更可以放在一起喝。

2. 佟老师，脾胃虚弱对药物的吸收影响大吗？会不会吸收不了？

你这个担忧很有意思，脾胃虚弱的人对药物的吸收肯定会比较差，但脾胃虚弱的人是怎么好的呢？一定是吃健脾药好的。为什么健脾药能被吸收？因为健脾药针对的就是脾胃虚弱。所以你如果脾胃虚弱，那就认认真真地吃健脾药，关于能不能吸收，你就不用管了。

3. 请问焦米茶是洗过了再炒，还是干的时候炒？是炒到焦黄吗？

一般情况下，除非你的米非常脏，都不用洗。因为炒本身是一个消毒的过程。直接用不粘锅，也不用加油去炒，炒到黄就可以。如果你腹泻特别严重，水泄止不住，那就炒得黑一些。中医讲"炒炭存性"，所有炒焦、炒黑的东西，要么止泻，要么止血。

4. 请问老师，如果饭后困而且头晕，可以躺下休息一会儿吗？

可以，但是休息不是解决这个问题的办法。为什么吃完就会困？一种是典型的脾虚，这个时候你可以用补中益气的黄芪来补补气。还有就是，有的时候特别严重，饭后就困，那你要看看血糖问题，也许你根本没有发现自己已经血糖高了。或者是你有糖尿病，但是你的血糖没控制好，也会出现这样的问题。

**图书在版编目（CIP）数据**

了不起的中医养生妙招 / 佟彤著 . -- 长沙：湖南科学技术出版社，2023.7

ISBN 978-7-5710-2276-1

Ⅰ . ①了… Ⅱ . ①佟… Ⅲ . ①养生（中医）－基本知识

Ⅳ . ① R212

中国国家版本馆 CIP 数据核字（2023）第 112918 号

上架建议：畅销·健康生活

LIAOBUQI DE ZHONGYI YANGSHENG MIAOZHAO
**了不起的中医养生妙招**

著　　者：佟　彤
出 版 人：潘晓山
**责任编辑：刘　竞**
监　　制：邢越超
**策划编辑：李彩萍**
**特约编辑：张春萌**
**营销支持：李美怡**
**封面设计：梁秋晨**
**版式设计：李　洁**
**内文排版：百朗文化**
出　　版：湖南科学技术出版社
　　　　　（湖南省长沙市芙蓉中路 416 号　邮编：410008）
网　　址：www.hnstp.com
印　　刷：三河市中晟雅豪印务有限公司
经　　销：新华书店
开　　本：680 mm × 955 mm　1/16
字　　数：149 千字
印　　张：12.5
版　　次：2023 年 7 月第 1 版
印　　次：2023 年 7 月第 1 次印刷
书　　号：ISBN 978-7-5710-2276-1
定　　价：56.00 元

若有质量问题，请致电质量监督电话：010-59096394
团购电话：010-59320018

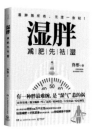 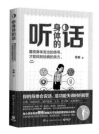
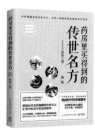 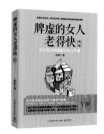
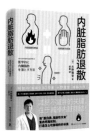 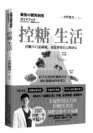
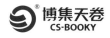

# 了不起的
# 中医养生妙招

## 与生活相关的中医知识点滴集纳
## 让你尽享中医养生带来的长期价值

**驻颜养护**

总是为外貌或年龄焦虑？状态年轻远比没有皱纹更重要！

不长痘、少皱纹，现在就吃"糖尿病餐"

你有双下巴吗？当心女性高发的"毁容病"

……

**小病小痛**

熬夜、失眠后，哪种中药是你的"后悔药"？

牙龈肿痛、牙齿酸软要去火？这种情况需要补虚损！

总是肠胃不舒服，甚至反酸、嗳气、烧心？你的问题根源可能是肝郁！

……

**纤体塑形**

是先运动还是先节食？弄懂顺序的人，普遍都瘦了！

吃东西管不住嘴是"胃喜为补"？一招帮你控制食欲不长膘

容易胖肿、肚皮松软怎么办？消肿有妙招！

……

**重症急症**

降压药有依赖性？错！停不下来是你的高血压病因没找到！

皮肤瘙痒居然是脑出血前兆！求医切忌"自带诊断"！

舌根发硬、发酸，舌质紫暗？看舌头能预知三大"心病"！

……

疾病和衰老就是由轻而重、积重难返的，
中医教你从小处做起或者纠正，发挥釜底抽薪的作用

## 中医就是生活化养生

安全、简单、有效、好上手
你如何生活决定了你的健康成果

上架建议：畅销·健康生活

ISBN 978-7-5710-2276-1

9 787571 022761 >

定价：56.00 元

扫码关注 佟彤微信公众号

更多免费赠书
更多精彩福利
**扫码喜提！**

博集天卷
CS-BOOKY